UM GUIA MÁGICO PARA O AMOR E O SEXO

Cassandra Eason

Um Guia Mágico para o Amor e o Sexo

Como usar rituais, encantamentos
e as energias da natureza
para ter amor na sua vida

Tradução
NEWTON ROBERVAL EICHEMBERG

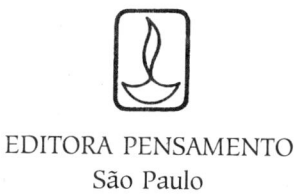

EDITORA PENSAMENTO
São Paulo

Título do original: *A Magical Guide to Love & Sex.*

Copyright © 2000 Cassandra Eason.

Publicado originalmente na Inglaterra em 2000 por Judy Piatkus Publishers, Ltd., 5 Windmill Street, London W1P 1HF.

Todos os direitos reservados. Nenhuma parte deste livro pode ser reproduzida ou usada de qualquer forma ou por qualquer meio, eletrônico ou mecânico, inclusive fotocópias, gravações ou sistema de armazenamento em banco de dados, sem permissão por escrito, exceto nos casos de trechos curtos citados em resenhas críticas ou artigos de revistas.

O primeiro número à esquerda indica a edição, ou reedição, desta obra. A primeira dezena à direita indica o ano em que esta edição, ou reedição, foi publicada.

Edição	Ano
1-2-3-4-5-6-7-8-9-10	02-03-04-05-06-07-08-09

Direitos de tradução para o Brasil
adquiridos com exclusividade pela
EDITORA PENSAMENTO-CULTRIX LTDA.
Rua Dr. Mário Vicente, 368 — 04270-000 — São Paulo, SP
Fone: 272-1399 — Fax: 272-4770
E-mail: pensamento@cultrix.com.br
http://www.pensamento-cultrix.com.br
que se reserva a propriedade literária desta tradução.

Impresso em nossas oficinas gráficas.

Sumário

Introdução: Quando Encontrarei o Amor?	7
1. A História do Amor e da Fertilidade	21
2. Para Atrair o Amor	30
3. As Plantas do Amor	47
4. Sonhos de Amor	65
5. Fidelidade e Amor Duradouro	87
6. A Fertilidade da Terra	108
7. Adivinhações de Amor	123
8. O Fim do Amor	138
9. Os Festivais de Amor e de Fertilidade	153
10. Almas Gêmeas	180
11. Magia Sexual	195
Apêndice: Enciclopédia do Amor	211
Leituras Suplementares	240
Endereços Úteis	242

INTRODUÇÃO

Quando Encontrarei o Amor?

*Meu vero amor tem meu coração e eu tenho o dele também,
Numa troca justa, uma fonte viva por outra foi permutada,
Guardo o que lhe é caro e o que me é caro ele não despreza,
Melhor barganha que esta jamais foi realizada,
Ele ama o meu coração, que certa vez lhe pertenceu,
E eu acalento o seu, pois é em mim que ele reside —*

[My true love has my heart and I have his,/By just exchange, one for the other given,/I hold his dear and mine he cannot miss,/There never was a better bargain driven,/He loves my heart for once it was his own,/I cherish his, because in me it bides —]

extraído de "The Bargain", de *sir* Philip Sidney

As imagens idealistas do poeta elisabetano *sir* Philip Sidney inspiraram casais enamorados ao longo dos séculos; até mesmo em nossa época menos poética, muitos de nós anseiam por uma alma gêmea que enriqueça a nossa vida num nível espiritual e também mental e físico, que partilhe das nossas alegrias e que nos encoraje e nos dê apoio em meio às dificuldades. Este livro destina-se àqueles que amam e àqueles que procuram um amor, àqueles que querem fortalecer e aprofundar seu relacionamento com a pessoa amada e àqueles que esperam encontrar um novo amor, seja pela primeira vez ou após a tristeza e o fracasso de um relacionamento anterior.

Existe alguém para cada um de nós, talvez não o belo príncipe ou a bela princesa dos contos de fadas, o deus do sexo que brilha nas quadras ou a herdeira rica e dona de uma libido insaciável, mas um espírito com quem tenhamos afinidade e que nos faria feliz, que seria leal e amoroso tanto nas épocas de dificuldade e pesar como nos períodos em que a nossa vida são campos de flores e um céu ensolarado. Poderá ser alguém que você já conheça, um amigo querido, ou uma pessoa que entre subitamente em sua vida, vinda do outro lado do mundo, e mude o seu universo num instante. O amor é imprevisível e pode nos surpreender na ocasião menos provável e no menos romântico dos lugares.

Ao longo deste livro, explorarei em detalhes muitos aspectos do amor e dos relacionamentos, o conceito de almas gêmeas, a sexualidade sagrada, a magia sexual, os sonhos de amor, a adivinhação para finalidades amorosas e a linguagem secreta dos enamorados; acima de tudo, focalizarei o amor no que ele tem de mais natural e espontâneo, a nossa capacidade inata para atrair o companheiro certo, para permanecer junto dele por muitos anos e talvez para ter filhos. O amor e a virilidade não precisam de manuais complexos, mas seguem as energias naturais do ano: a primavera do despertar de sentimentos com relação ao parceiro que escolheu, o verão da consumação e do compromisso, e o outono e o inverno da realização e do amor maduro, ou o segundo ou terceiro amor, mais sábio e mais profícuo em seu conhecimento.

Os rituais de amor são tão antigos quanto o próprio tempo, com sentimentos e desejos enfocados por meio de ervas, flores, raios de sol e de luar e da chuva que fertiliza. Porém, como faziam os nossos antepassados, é importante saber o que estamos querendo do cosmos e da Mãe Terra, quando fazemos encantamentos. A magia do amor é muito poderosa e não pode ser utilizada para unir as pessoas contra a vontade delas ou para fazer com que uma pessoa ame você e abandone outra, sem que isso provoque conseqüências que exijam cuidadosas considerações, tanto no nível mundano como no mágico. A magia do amor sempre deve ser realizada sem malícia, por mais justificáveis que possam ser os sentimentos negativos, pois esperança atrai esperança; o amor, até mesmo quando o perdemos, irradiará para o ambiente ao redor e, como toda magia, retornará em forma de bênçãos — e de malevolência — triplicadas.

A magia do amor pode acrescentar paixão a um relacionamento e encorajar a fidelidade; mais que isso, os antigos costumes podem às vezes estimular a fertilidade, reconectando-nos com as antigas energias da terra e com os festivais do mundo natural que ligavam a fertilidade dos nossos ancestrais com a da própria Terra. Igualmente, se você está com alguém que faz de você uma pessoa infeliz, a magia do amor é capaz de lhe dar forças para se afastar de um relacionamento destrutivo ou, se houver a possibilidade de uma reconciliação, forças para esquecer o rancor ou o ressentimento, de modo que um vínculo renovado e mais forte possa crescer.

Todos nós precisamos ser amados, mas pode nos faltar confiança em nosso próprio valor, ou podemos ter sofrido uma perda ou uma traição. Pode ser difícil, se você estiver só ou sentir que o tempo está passando depressa, esperar por aquela pessoa especial sem deixar que a busca pelo amor se torne uma obsessão ou, se já o encontrou, sem tentar adivinhar quanto tempo durará essa relação. Essa dúvida é natural, especialmente se você sofreu uma desilusão ou sente que o parceiro certo se esquiva de você. Até mesmo os mais belos astros de cinema, os jogadores de futebol ou as estrelas da música *pop* podem ter uma série de casos de amor desastrosos se a pessoa interior vê a si mesma como alguém feio e indigno de amor.

O amor começa com o eu. Se você não amar a si mesmo, não terá elementos de comparação que lhe permitam avaliar o amor das outras pessoas, e poderá inconscientemente procurar um parceiro "perfeito", para compensar suas próprias imperfeições e temores percebidos — e então desiludir-se quando perceber que seu ídolo é um ser humano cheio de defeitos como qualquer um de nós. Pior ainda, você poderá aceitar que o tratem mal porque acha que não merece mais que isso. Precisei de quase cinqüenta anos de experiência e de vários relacionamentos fracassados para começar a aceitar o fato de que o amor é uma dádiva preciosa e não um favor ou uma obrigação que requeira uma santidade desinteressada ou que se viva segundo os parâmetros de outra pessoa. Em vez de perguntar: *"O que há de errado comigo?"*, pergunte: *"Como poderei ficar mais receptiva às energias do amor em todos os aspectos da minha vida, de modo que, quando a pessoa certa chegar, eu esteja pronta para me abrir e para aceitá-la como ela realmente é?"*

O ritual de amor a seguir exige apenas a sua presença, quer você esteja envolvida num relacionamento íntimo, quer tenha muitos amantes ou seja solteira por opção ou por falta de oportunidade. Ele serve também como um lembrete do quanto você é especial.

Para Aumentar o Amor-próprio e a Auto-estima

✦ Em primeiro lugar, faça um banho de amor, como se você estivesse se preparando para uma data muito especial. Se possível, realize o ritual na sexta-feira, o dia de Vênus, Deusa do amor, e na hora dela, a terceira hora depois do pôr-do-sol; ou ao nascer do dia numa sexta-feira, quando a luz do sol estiver começando a irromper.

✦ Os ingredientes básicos para a sua infusão de amor são uma colher e meia de sopa de sal amargo (sulfato de magnésio), uma colher de sopa de fermento em pó (bicarbonato de sódio) e meia colher de sopa de sal marinho, diluídos na água da banheira. Usar sais de banho embebidos em óleos essenciais é também uma alternativa.

✦ Se você optou por sais de banho, misture-os como se você os estivesse criando. Misture os ingredientes num recipiente de vidro ou numa tigela de cerâmica, usando uma colher de madeira ou de cerâmica, e entoando o mantra:

Sou bela aos meus próprios olhos, sou digna de amor, sou completa em mim mesma.

✦ Acrescente aos sais um óleo essencial de amor; o ideal é pingar entre seis e dez gotas de um dos seguintes óleos suaves: gerânio, lavanda, rosa ou ylang-ylang. A cada gota, diga: *Sou como sou e isso é bom.*

✦ Acenda seis velas cor-de-rosa (o número e a cor de Vênus) num local seguro do banheiro, dizendo:

Acendo a primeira vela para aceitar as partes de mim mesma que eu não posso mudar,

Acendo a segunda vela para esquecer palavras ferinas que contribuíram para diminuir minha auto-estima,

Acendo a terceira vela para aperfeiçoar o que eu, e não outras pessoas, quero mudar em mim mesma,

Acendo a quarta vela para reconhecer que sou essencialmente amável e atraente aos olhos das pessoas que me são conhecidas ou desconhecidas e que podem me trazer felicidade,

Acendo a quinta vela para o amor e para a alegria em potencial que esperam, ao longo do caminho da minha vida, que eu lhes permita se manifestar no momento oportuno,

Acendo a sexta vela para conseguir demonstrar sem reservas a minha aprovação e admiração pelas pessoas, sabendo que aquilo que é dado incondicionalmente volta em dobro.

✦ Certifique-se de que as velas projetam poças de luz dentro da água, enquanto você enche a banheira e diz, no ritmo do fluxo da água:

Amor, flua para mim, flua na noite presente,
Vênus, Estrela do amor, brilhe resplandecente.

[*Love flow to me, flow this night,/Venus, Star of love shine bright.*]*

Ou, ao nascer do dia, diga:

Amor, flua para mim, flua na manhã de agora,
Vênus, Estrela do amor, Estrela da aurora.

[*Love flow to me, flow this morn,/Venus, Star of love and dawn.*]

✦ Quando a banheira estiver cheia, feche as torneiras e acenda seis varetas ou cones de incenso de jasmim ou de nerol ao redor da banheira, relacionando uma das suas virtudes ou pontos fortes a cada uma das varetas. Por exemplo:

Acendo este incenso pela minha capacidade de não fazer drama diante de uma crise/de encontrar soluções quando todas as outras pessoas se desesperam.

---

* Uma vez que as rimas e o ritmo são elementos muito importantes nesses encantamentos, sendo vários deles tradicionais e muito antigos, tentamos recriá-los na tradução, acompanhando-os do original em inglês entre colchetes. (N.T.)

✦ Em seguida, espalhe os seus sais de amor, um punhado por vez, se possível dentro de uma poça de luz criada pela vela. Com a mão cheia de sais, faça nove círculos na água, dizendo:

Ondulações de amor, espalhem e circulem, enquanto eu ofereço livremente o meu amor a mim mesma e aos outros, sabendo que mesmo que esse amor não retorne de imediato, o meu poder aumenta, por meio disso, três vezes três.

✦ Deite-se na banheira, fitando as ondulações de luz na água, e visualize a sua radiância entrando em cada poro do seu corpo.

✦ Quando tiver acabado, seque o corpo e, depois de pingar algumas gotas de óleo de pinho para limpeza, destampe o ralo da banheira para que a água escoe, dizendo:

Dúvidas e temores, fluam para o mar
Nunca mais venham me perturbar
Mil amores surgirão no meu caminho
Quem amo jamais me deixará sozinha.

[*Doubts and fears, flow to the sea/Never more to trouble me/Many loves will come my way/Those I love, will choose to stay.*]

Como em muitos outros rituais, este incorpora os quatro antigos elementos: a Terra (o sal), o Ar (o incenso), o Fogo (a vela) e a Água (o óleo e a água da banheira). Acreditava-se que, se a pessoa unisse esses quatro elementos, um quinto, o éter ou *akasha*, mais poderoso do que os outros, resultaria dessa união, e energias mágicas seriam criadas.

A Criação de Rituais de Amor

Os quatro elementos eram representados por flores, ervas, fogueiras e água corrente na magia natural praticada pelos nossos ancestrais para trazer amor e fertilidade à sua vida. Esses antigos rituais e os eventos sazonais que formavam um foco natural serão tratados detalhadamente no capítulo "Os Festivais de Amor e de Fertilidade". Foi somente depois que nos afastamos dos ciclos naturais da vida e rumamos para um mundo de iluminação e calor, de sistemas de cultivo e de transportes artificiais, que a magia passou a necessitar de livros ou de mestres que suprissem a ausência das avós ou das curandeiras de aldeia. Porém, até mesmo na atualidade, os melhores encantamentos de amor e de fertilidade são aqueles imaginados por você mesma numa época de necessidade, utilizando palavras que provenham do seu coração, pois as emoções e os desejos imprimem um vigoroso ímpeto na magia.

As palavras e os mantras utilizados neste livro foram consagrados pela tradição ou são aqueles cuja eficácia foi comprovada por mim ou por outros praticantes de magia. Pode ser que você queira reservar uma pasta ou um caderno de anotações especial onde anotará os seus encantamentos favoritos e informações sobre quaisquer materiais, ervas ou cristais que descobrir. Na parte final deste livro, apresento algumas associações comuns entre cores de velas, cristais, ervas e assim por diante, mas se não funcionarem para você, tente outras. Existem tantas tradições mágicas porque a magia se trata, em essência, de uma arte interativa, que cresce e se desenvolve, e eu também utilizo um ou dois "tecno-encantamentos", bem como os antigos feitiços de amor preferidos dos nossos ancestrais. Um encantamento pode ser simples ou complexo, de acordo com o resultado desejado, mas você precisa especificar os seus parâmetros. Você também precisa de um ponto focal, quer se trate de velas na cor do seu signo e na do seu parceiro em potencial (veja a página 226), um bonequinho que represente um filho muito desejado, um coração de prata para um novo amor ou uma aliança de noivado, sendo a prata a cor e o metal da Lua, que está, em si mesma, associada ao amor e à fertilidade.

Há pouco tempo, constatei a importância de se dar ao encantamento um limite de tempo, embora, em alguns casos, você precise ser mais flexível. Se você pedir, por exemplo, para se casar no prazo de três meses ou para ficar grávida no prazo de dois meses, você poderá estar obstruindo planos estimulantes reservados para você para uma data posterior, ou o fato de que poderia não ser a melhor época para você ter um bebê. No entanto, se você quiser começar um encantamento na Lua nova e usar as energias do crescente ou do aumento, talvez para proporcionar um rápido impulso a um caso de amor hesitante, você poderá concentrar o poder dizendo:

Este encantamento só abrirá mão do seu poder
Quando a Lua cheia começar a decrescer.

[*This spell shall cease to hold its sway/When the Full Moon has passed its day.*]

Você também poderá focalizar as novas energias sobre um período de, digamos, três dias, utilizando uma vela com três pavios e repetindo o ritual centralizado ao redor de uma nova chama a cada dia.

Para Criar um Amuleto de Amor ou de Fertilidade

Quer você procure o amor ou a fertilidade, você poderá criar um símbolo ou um amuleto poderoso e carregá-lo com as suas energias e emoções pessoais, proporcionando-lhe, assim, um poder ainda maior. As pedras preciosas são um bom ponto focal para esses poderes, pois são brilhantes e, por isso, atraem naturalmente forças positivas. E como são usadas sobre o corpo, você estará constantemente em contato com as suas energias.

Para o amor, um broche de prata ou um brinco de cristal transparente engastado em prata é o ideal; o cristal autêntico é o melhor. Para a fertilidade, o adorno deveria ser alguma coisa oval, talvez um pingente de âmbar, uma jóia orgânica que, pelo que se diz, contém o poder de muitos sóis engastada em seu próprio metal, ouro para o Sol ou uma pedra-da-lua em prata. Um anel, bracelete ou pingente de esmeralda, mesmo que esta seja minúscula, é a jóia especial de Vênus, símbolo da fidelidade e da fertilidade, usada no dedo do coração ou perto do coração, ela terá uma potência especial.

Anéis e braceletes em geral significam amor sem fim e disposição para ser fiel. O ouro ou a prata lisos servirão se não for apropriado usar pedras preciosas — e um presente oferecido pela pessoa amada é o que há de melhor.

Para Dar Poder ao seu Amuleto de Amor ou de Fertilidade

Na Lua cheia, deixe o seu símbolo de amor ou de fertilidade à luz da Lua. Se o céu estiver nublado, você poderá realizar o ritual até duas noites depois ou, então, acender uma grande vela prateada do lado de fora de sua casa e focalizar essa vela.

Desde o período neolítico, as três fases da Lua — crescente, cheia e minguante — eram consideradas representações dos três estágios da feminilidade: a donzela, a mãe e a curandeira ou anciã, respectivamente. Desse modo, a Lua cheia está associada com o pleno poder do amor, com a consumação desse amor e com a fertilidade, pois se acreditava que a Mãe Lua recolhia as almas em seu útero depois da morte e permitia que renascessem. Por isso, a Lua cheia proporciona grande força a qualquer amuleto de amor ou de fertilidade que, uma vez carregado com poder, torna-se um talismã capaz de atrair o que se procura. Você poderá utilizar esse método com outros feitiços de amor e de fertilidade.

✦ Encha um prato prateado com água e espalhe sobre ele alguns grãos de sal marinho.

✦ Posicione a tigela de modo que o luar ou a luz de uma vela incida dentro da água, e, segurando o seu amuleto em sua mão de poder (aquela com a qual você escreve), respingue seis gotas de água na jóia, dizendo:

Terra e Água, carreguem este símbolo do meu amor/minha fertilidade com a suave força de proteção e de crescimento da Mãe Terra, com o fluir dos rios que se torna o fluxo e o refluxo das marés, que será atraído para o alto e cairá, mais uma vez, como suave chuva, nutrindo o solo num ciclo incessante de crescimento e renovação.

✦ Segure o amuleto de modo que ele reflita a luz da Lua e o revire na mão seis vezes, dizendo seis vezes para o amor:

Lua das delícias, Lua do bem amar,
Quando esta jóia ficar repleta de luar
Possa eu atrair um amor de tamanha doçura
Que irradiarei alegria como irradias brancura.

[*Moon of Love, Moon of delight,/As this jewel fills with light/May I draw such love to me,/That I with joy may radiant be.*]

Para a fertilidade, diga seis vezes:

Mãe Lua, maternal poder e divindade,
Encha o meu ventre com a luz da fertilidade
Assim como estás cheia, possa eu também estar
Cheia de uma vida nova que cresça como o luar.

Use o seu símbolo carregado de energia e ele a tornará mais carismática em todos os sentidos; quer você esteja procurando compromisso ou querendo conceber uma criança, os poderes da natureza evocados no feitiço amplificarão os seus poderes inatos de atração e de fertilidade.

Você poderá voltar a consagrar o seu símbolo a cada Lua cheia, e usá-lo diariamente fazendo pedidos para o seu futuro; ele captará os seus desejos e ficará cada vez mais poderoso.

Como Funcionam os Encantamentos de Amor e de Fertilidade?

Há dois tipos básicos de encantamento: para atrair e para expulsar. Os encantamentos para atrair funcionam com base no princípio da magia empática ou da magia contagiante, que são muito parecidos. A magia empática funciona com base no princípio segundo o qual, um amante ou um bebê, por exemplo, são afetados por meio da magia, acumulando-se energias por meio de cantilenas ou de rimas repetidas com rapidez e intensidade crescentes. Quando essas energias estão concentradas, elas podem ser liberadas no cosmos, com um canto ou ação finais, atraindo, desse modo, poder do mundo invisível para o mundo visível. Você poderá soltar uma pipa ou um balão em cujo fio tenha amarrado os seus pedidos; atar faixas coloridas com nós e em seguida liberar a energia, quer imediatamente quer numa ocasião em que precisar do poder; ou dançar mais e mais depressa enquanto entoa o seu canto até finalmente arrojar seus braços no ar com um grito. Você fará com o símbolo o que quiser que ocorra com a pessoa que ele representa; por exemplo, incubará uma bonequinha numa casca de ovo, da Lua nova à Lua cheia e, quando a Lua estiver cheia, espetará o ovo com uma agulha para simbolizar a reconciliação das energias masculinas/femininas. Nessa mesma noite, fará amor à luz do luar com base no princípio de que semelhante atrai semelhante.

A magia contagiosa é até mesmo mais direta e utiliza alguma coisa ligada à pessoa que você queira atrair, por exemplo, uma mecha de cabelos, um peça de roupa, um perfume ou loção pós-barba, ou até mesmo o solo onde ela deixou uma pegada. Muitos encantamentos antigos utilizados na região rural baseavam-se nesse princípio, com um casal fazendo amor nos campos para induzir o crescimento do trigo e ao mesmo tempo transferindo, por meio de contato direto, a fertilidade do solo para si mesmos.

Quando você quiser terminar um relacionamento ou enfraquecer o poder de um relacionamento destrutivo, nunca tente afastar o parceiro, mas sim a influência negativa que ele exerce. Você poderá amarrar dois bonecos e em seguida cortar o nó; acender duas velas a partir de uma única chama, para marcar a separação das duas pessoas; escrever os seus pesares num papel e queimá-los na chama de uma vela; atirar uma pedra ou uma flor simbólicas numa corrente de águas rápidas, liberando a negatividade; ou enterrar uma marca, um símbolo do amor rompido. Você poderá descartar qualquer resto de vela que tenha sobrado, ou algum outro material proveniente dos seus rituais, enterrando-os num recipiente biodegradável, caso se trate de um material que se decomponha naturalmente, ou poderá simplesmente descartá-los num saco de papel, junto com seu lixo, lembrando-se de acrescentar uma pitada de sal para purificação. Algumas pessoas mantêm os trabalhos até que o encantamento para a atração ou para a expulsão surta efeito no mundo externo, mas eu acho melhor marcar um prazo para o seu término e, se necessário, começar com novos ingredientes e com esperança revigorada.

Proteção Psíquica

Se você trabalhar somente com boas intenções e nunca tentar amaldiçoar ou prejudicar outra pessoa por meio de pensamentos ou ações, por mais que ela possa tê-la caluniado ou traído, você estará naturalmente protegida. Não obstante, pode ser bom marcar o início de um ritual e interromper em seguida as energias psíquicas. Há muitos métodos que você poderá utilizar e eu apresentei vários deles em meu livro *The Complete Guide to Magic and Ritual* (Piatkus, 1999).

☾

Para Criar Sentinelas de Luz

O método seguinte é o meu favorito. Os círculos criam um espaço sagrado que proporciona poder e proteção. Você pode desenhar um círculo físico sobre o solo com giz ou lápis de cera, ou visualizar um círculo de luz desenhando-o no ar com um cristal, à altura da cintura. Em qualquer dos casos, comece no norte, com um único movimento ininterrupto, descrevendo-o no sentido horário, quer seja o círculo traçado concretamente quer seja visualizado.

Ao redor da margem do seu círculo concreto ou visualizado, coloque velas nos quatro pontos cardeais principais. Algumas pessoas vêem essas velas como anjos ou arcanjos. No final de um encantamento, agradeça aos seus guardiães e desfaça o círculo no sentido oposto, anti-horário, apagando-o se você o desenhou com lápis, ou vendo a luz se dissipar gradualmente caso tenha visualizado o círculo. Você poderá apagar as velas protetoras primeiro, mas eu prefiro deixá-las acesas até o fim, e então enviar a luz para o universo ou em direção às pessoas que o feriram.

Você só precisa acender periodicamente as suas velas protetoras. Em outras ocasiões, você poderá invocar a proteção das velas sem acendê-las. Se estiver com pressa ou se não for possível utilizar velas, faça este ritual simples:

+ Posicione uma vela branca comprida em cada um dos quatro pontos cardeais principais, ao redor do cômodo em que está ou de uma mesa onde você estiver trabalhando. Dessa forma, você ficará sentado ou permanecerá de pé no interior do seu círculo protetor, quer você tenha ou não criado um círculo mágico. Certifique-se de que você pode se movimentar com segurança sem se queimar com as velas. No verão, você poderá usar velas do lado de fora da casa, talvez perfumadas com uma fragrância protetora, tal como a citronela (que também é excelente para repelir insetos), e disponha de uma área de trabalho realmente grande, talvez com um toco de árvore para colocar os seus objetos mágicos.

+ Ao cair da noite, acenda a Vela do Norte. Ao acendê-la, diga:

Vela do Norte, circunde-me com o poder da Terra, com a força dos antigos círculos de pedra, das altas montanhas escarpadas e dos altos muros de pedra para que eu possa trabalhar com segurança dentro da sua luz.

+ Visualize a luz irradiando da chama e formando um brilhante feixe de *laser* dirigido para o leste, num arco que se estende até a Vela do Leste.

+ Acenda a Vela do Leste, dizendo:

Vela do Leste, circunde-me com o poder de ventos poderosos para que eu possa estar em segurança dentro do olho do furacão.

+ Visualize o seu feixe formando um arco de luz que se estende em direção ao sul, até tocar a Vela do Sul.

+ Acenda a Vela do Sul, dizendo:

Vela do Sul, circunde-me com o fogo protetor que outrora se erguia como sentinela sobre os topos dos montes, expulsando a escuridão e o poder negativo que poderia ferir.

✦ Visualize os seus raios de luz estendendo-se até a Vela do Oeste.

✦ Finalmente, acenda a Vela do Oeste, dizendo:

Vela do Oeste, faça para mim uma ilha-santuário para que eu possa trabalhar em paz, circundada pelas suas águas protetoras, tão profundas e tão extensas que qualquer pessoa que estiver animada de malícia não conseguirá atravessá-las.

✦ Visualize a sua luz movimentando-se em direção ao norte, de modo a formar um círculo de luz ininterrupto.

✦ Faça um gesto enquanto estiver de pé, banhada em luz, desenhando, por exemplo, um círculo na palma da mão e dizendo:

Ao fazer este sinal quando estou realizando um ritual, minhas velas interiores erguerão instantaneamente uma barreira de luz protetora ao redor de mim e daqueles que partilham do meu encantamento.

✦ Apague as velas, começando com a do oeste e prossiga no sentido anti-horário. Observe o círculo de luz desvanecendo-se, mas sem desaparecer de fato. Os guardiães das velas poderão ser ativados sempre que você precisar deles, mas convém renovar com regularidade o círculo protetor, acendendo as velas e recriando o círculo.

✦ Uma vez por mês, na noite de Lua cheia ou numa noite próxima dela, acenda as quatro velas e deixe-as queimar até o fim, num local seguro.

UM

A História do Amor e da Fertilidade

A magia do amor começou sob a forma de ritos de fertilidade para a sobrevivência da raça. Isso não significa que os nossos ancestrais não sentissem nem demonstrassem devoção, afeto ou desejo; podemos presumir que eles ofereciam flores, trocavam juras de amor e até mesmo faziam votos sob as estrelas. Porém, as únicas evidências dessas antigas sociedades pré-letradas são velhas estatuetas de pedra que celebravam e também estimulavam, por meio de um processo de magia empática, a fertilidade nas mulheres e nos animais de quem as tribos dependiam para se alimentar. Este capítulo examina partes da história e do folclore que formam as raízes da magia moderna do amor e da fertilidade, e que podem ainda oferecer respostas a dilemas que o mundo moderno não consegue resolver, ou que, em alguns casos, ele criou quando o estreito contato com o solo diminuiu. Pois, embora a mecânica do sexo e os aspectos físicos da atração sexual apareçam em todos os jornais e revistas, e os avanços no campo médico que trata da infertilidade fisiológica tenham sido imensos, o que se perdeu foi a conexão com os ciclos naturais das estações e a alegria e a espontaneidade do ato de fazer amor.

Nas primeiras sociedades de caçadores-coletores, a Mãe Terra era venerada como a doadora de toda a vida e de toda a fertilidade e, desse modo, a menstruação, a gravidez e o parto eram considerados sagrados. A Vênus de Willendorf, a mais antiga estatueta da fertilidade, data de uma época situada entre 24000 a.C. e 22000 a.C. Ela é feita de pedra calcária, tem apenas 11 cm de altura, com seios, nádegas e coxas voluptuosos, uma área genital bem marcada e uma barriga arredondada. Como no caso de figuras semelhantes, ela não tem rosto e madeixas de cabelos trançados se sobrepõem ao redor da sua cabeça. Uma característica particular das estatuetas das Vênus paleolíticas é a ausência de pés. Pode ser que a intenção fosse segurar essas imagens na mão, como um amuleto da fertilidade e, como defendem alguns estudiosos, como talismã para o parto, talvez para aliviar a dor quando as mulheres invocavam a Mãe durante o trabalho de parto.

Há 25 mil anos, os povos paleolíticos viam o homem e a natureza como inextricavelmente ligados e reconheciam a força vital como divindades presentes em cada rocha, em cada árvore, em cada corrente de água e, antes de mais nada, na própria Terra. Embora já tenha sido considerada demasiadamente simplista, essa visão animista é agora cada vez mais reconhecida como sendo verdadeira no nível espiritual mais profundo. A magia empática era usada para invocar essas divindades, e rituais de acasalamento eram executados para levar os rebanhos a gerar prole e também a produzir leite. As estatuetas da fertilidade podem ter servido como um ponto focal para esses rituais de fertilidade, que eram transferidos de um lugar para o outro, conforme as tribos seguiam os rebanhos.

Como a caça era uma prioridade e a fonte de alimentação em geral consistia de animais ferozes e chifrudos, o Deus da caça primitivo era representado como uma figura de chifres. No período neolítico, a cultura de caçadores-coletores abriu caminho para a agricultura e o deus passou a ser o filho/consorte da Mãe Terra, o Deus da vegetação/cereais/inverno e morte, que se oferecia em sacrifício a cada ano e renascia no Solstício de Inverno como o filho/Deus Sol. O chifre e a sua associação óbvia com o *phallus* tornou-se um símbolo da virilidade e da coragem masculinas, mas também reconhecia a santidade da mulher como doadora de vida. Esse símbolo da potência masculina sobreviveu à passagem do tempo em festas tais como a Abbots Bromley Horn Dance, em setembro, e nas antigas tradições do culto do touro. À medida que os deuses celestes ganhavam supremacia sobre a Mãe Terra, eram erguidos altos pilares e torres de pedra, e também foram criadas pequenas pedras fálicas feitas de jade ou de metais preciosos, e muitos desses monumentos e torres estavam ligados com a potência sexual do Sol e dos deuses celestiais; por exemplo, a torre bíblica de Babel pode ter sido o grande Zigurate da Babilônia, descrito pelo grego Heródoto em 450 a.C. Segundo este, havia no seu topo um templo dedicado a Marduk, o Deus Supremo babilônico, onde mulheres da nobreza deitavam-se num leito de ouro para copular com o Deus, quando de Sua descida do céu. Porém, com a advento do cristianismo, o Deus Cornudo foi demonizado como Satã e o culto fálico aberto, considerado satânico. Pedras fálicas, tais como a de Cerne Abbas, foram destruídas por missionários como santo Agostinho, embora, surpreendentemente, o Gigante de greda tenha sobrevivido.

O período neolítico também viu o desenvolvimento de santuários dedicados à Deusa Tríplice, que passou a ser associada com as três fases da Lua — crescente, cheia e minguante. Esses estágios lunares faziam eco ao ciclo feminino mensal, cujo pico de fertilidade coincidia com a Lua cheia. De fato, as mulheres em geral sangravam durante a fase escura da Lua e, desse modo, espelhavam exatamente os ciclos lunares. Por isso, a Lua cheia estava associada com o romance e a paixão, e a magia da Lua para aumentar o amor e a fertilidade é ainda hoje praticada sob os auspícios da Lua crescente.

À medida que as civilizações evoluíam, a importância da fertilidade passou a ser associada à continuação da linhagem consangüínea, um fator cada vez mais significativo quando os títulos e a propriedade passaram a exigir um elo ininterrupto de descendência para evitar guerras quando um líder morria. Isso afetava até mesmo aqueles que tinham a casa ou as ferramentas mais humildes, que deviam ser transmitidas para a geração seguinte.

No Antigo Egito, a importância do Nilo para a fertilidade da terra, no período das inundações, fez com que as criaturas que viviam no rio, como os peixes, o hipopótamo e o crocodilo, também fossem considerados divindades da fertilidade humana. Heket, uma rã, era reverenciada como a Deusa do parto, como também o era Tauret, Taueret ou Tawaret, a Deusa hipopótamo, que governava a concepção, a gravidez e o parto seguro. A importância da fertilidade feminina para os antigos egípcios também é demonstrada pelas descobertas de numerosas imagens de mulheres nuas, em argila, em madeira ou em pedra, com o triângulo pubiano claramente demarcado. Essas estatuetas eram também oferecidas a Hathor, Deusa da sabedoria e da música, que estava estreitamente associada à sexualidade, à fertilidade e ao parto, e provavelmente com pedidos para se ter filhos ou como ações de graças por um parto seguro. As estátuas egípcias de Ísis/Hórus também celebravam a mulher no papel de mãe, e estavam associadas às estátuas européias posteriores da Madona Negra, elas mesmas poderosos ícones da fertilidade. Depois de juntar novamente as partes do corpo do seu marido Osíris, que fora assassinado e desmembrado, Ísis engravidou com o seu *phallus* mágico, garantindo assim a continuação da linhagem consangüínea dos deuses com o nascimento de Hórus.

Os celtas tinham suas próprias deusas da fertilidade, que sobreviveram à Idade Média e ainda são às vezes evocadas no parto, por mulheres modernas do culto Wicca. Sheelagh-na-gig é uma figura celta abstrata de uma forma feminina semelhante a uma bruxa, provavelmente a forma anciã de Brigit, ou Brigid, a Deusa Tríplice. Ela indica com as mãos os seus órgãos genitais agigantados e segura a vulva aberta como se estivesse a ponto de dar à luz. Isso não é tão estranho quanto parece, dada a crença na trindade de deusas, que estava em expansão. Na tradição celta, o rei ou o chefe se casa ritualmente com a velha bruxa do inverno, que, no seu primeiro abraço, converte-se mais uma vez na deusa donzela. Com a cristianização, Brigid tornou-se a Santa Brida ou Brigite de Kildare, do final do século V, que foi, segundo a lenda mas em desacordo com a cronologia, a parteira de Cristo. E, quando Maria substituiu as deusas mães, os santuários de beira de estrada dedicados à Santa Brida e à própria Maria adornavam-se com oferendas em favor da fertilidade — e, às vezes, com minúsculas botinhas, quando as preces eram atendidas.

A Virgem Maria, especialmente na Idade Média, desempenhava um papel quase mágico com relação ao casamento e ao nascimento das crianças. Em "Un Normand" (Um Normando), história de Guy de Maupassant, ele conta a respeito de um santuário situado perto de Ruão e conhecido como Notre Dame du Gros Ventre (Nossa Senhora do Grande Ventre), que era tido em alta consideração pelas jovens solteiras aspirantes à mãe. Esse santuário estava aos cuidados de um personagem excêntrico que compôs a sua própria prece para as peregrinas grávidas. Essa prece começava assim: "Nossa boa senhora, Virgem Maria, padroeira natural das mães-meninas deste país, proteja a sua serva que tropeçou num momento de esquecimento." A prece, que foi estritamente proibida pela Igreja, terminava assim: "Não se esqueça de mim, acima de tudo e juntamente com o seu santo marido, e interceda junto a Deus Pai, para que ele possa me encontrar um marido tão bom quanto o seu."

Os rituais de fertilidade, embora sobrepostos com aspectos de amor e de namoro, prosseguiram na região rural até o século XX. Jovens saíam para os campos na véspera do dia Primeiro de Maio e faziam amor, enquanto bonecos feitos de trigo e efígies de palha, tecidas com trigo colhido no ano anterior, eram queimados ritualmente e espalhados nos campos para trazer fertilidade tanto à terra como às pessoas (veja o capítulo "Os Festivais de Amor e de Fertilidade").

Pois, embora houvesse séculos de poemas de amor dedicados às faces rosadas de uma donzela, aos seus timbres suaves e aos seus olhos melífluos, e também ao "casamento de mentes verdadeiras", como Shakespeare o expressou, até o advento do saneamento público e da queda acentuada no índice de mortalidade infantil ocorrida depois da Primeira Guerra Mundial, a necessidade de se ter muitos filhos ainda era de importância vital para o cuidado dos parentes mais idosos. O Welfare State (Previdência

Social) e o National Health Service (Serviço Nacional de Assistência à Saúde) foram criados após a Segunda Guerra Mundial — e com eles, pelo menos para as classes trabalhadoras, vieram os aspectos mais refinados do galanteio.

Em Alhama de Almeria, na Andaluzia, as antigas tradições são seguidas até os dias de hoje. Lá, a festa do menino Jesus (El Niño Jesús) é celebrada no sábado da Páscoa. O melhor cacho de uvas da colheita é pendurado ao redor do pescoço da imagem do menino Jesus, que é transportada ao redor da aldeia enquanto o público luta para agarrar as uvas; essa festa descende diretamente das antigas cerimônias da fertilidade.

Mas a continuidade da linhagem consangüínea estava longe dos pensamentos de uma jovem quando ela sonhava em se casar e sondava o futuro a fim de adivinhar quando isso aconteceria. Os dias santos cristãos tornaram-se o ponto focal dessas preces e ritos divinatórios para jovens donzelas solteiras, e adquiriram importância mais mágica do que religiosa. Por exemplo, na véspera do Dia de Santa Inês, 20 de janeiro, ou na noite seguinte ao atual dia de Todos os Santos, as jovens praticam, desde os tempos medievais, a adivinhação amorosa. Inês é a santa padroeira das virgens e dos noivos e foi martirizada na época do imperador Diocleciano no ano 306 d.C., por ter conservado a castidade e se recusado a conspurcar sua fé.

Na véspera do Dia de Santa Inês, as meninas apanhavam, depois de um jejum de um dia inteiro, uma fila de alfinetes espetados num quadrado de papel ou de tecido e os arrancavam um depois do outro, rezando um *pater noster* (o Pai Nosso) para cada um deles. Em seguida fixavam cada alfinete à manga da camisola. Quando iam para a cama, recitavam:

Doce Inês, trabalhe com presteza,
Se com um homem um dia vou me casar
Ou se é que um homem comigo casará
Espero esta noite o seu rosto contemplar.

[*Sweet Agnes work thy fast,/If ever I be to marry man/Or ever man to marry me/I hope this night him to see.*]

Desse modo, elas recebiam a promessa de sonhar com o homem com o qual se casariam.

Nos condados do norte da Inglaterra e da Escócia, a garota recitava um poema rimado em vez de um *pater noster* para cada alfinete, e pedia à boa santa para revelar no dia seguinte quem seria o seu amor:

Boa Santa Inês, faça o papel que lhe é dado,
E traga para mim o meu bem-amado
Não em seu melhor traje nem num traje que não preste
Mas nas roupas que diariamente ele veste
Que amanhã eu possa vê-lo dos pés à cabeça
E, em meio a outros homens, eu o reconheça.

[*Fair St Agnes play the part,/And send to me my own sweetheart/Not in his best nor worst array/But in the clothes he wears each day/That tomorrow I may him ken/From among all other men.*]

Santa Catarina, a santa padroeira das jovens, cujo nome enfeita o principal bulevar de Montreal, também inspirou preces de donzelas durante muitos séculos. No dia da sua festa, 25 de novembro, jovens casadoiras iam rezar pedindo um marido, na Capela de Santa Catarina, na Abadia de Abbotsbury, em Dorset:

Um marido, Santa Catarina,
Um belo marido, Santa Catarina,
Um marido rico, Santa Catarina,
Um marido gentil, Santa Catarina,
E logo, Santa Catarina.

[*A husband, St Catherine/A handsome one, St Catherine/A rich one, St Catherine/A nice one, St Catherine/And soon, St Catherine.*]

Esse ritual era comum em todos os lugares onde havia uma capela para a santa. Por exemplo, no terreno do cemitério da igreja, perto da fonte sagrada da Abadia de Cerne Abbas, em ruínas, situada em Dorset, há uma outra fonte sagrada acima da qual se erguia antigamente a Capela de Santa Catarina. Nesse local, que é também uma fonte da fertilidade, e às margens do caminho que leva ao fálico Gigante Cerne Abbas, as jovens giravam três vezes no sentido horário e rogavam um marido à Santa Catarina, fazendo o sinal da cruz na testa com a água que ainda hoje é potável na primavera, quando o fluxo é mais intenso. Aquelas cujos desejos fossem instantaneamente satisfeitos iam então até o Gigante para fazer amor.

Na véspera do Dia de São Marcos, em 24 de abril, a meia-noite era a hora da magia — e se uma donzela preparasse a mesa para uma ceia à meia-noite, em silêncio, o "fantasma" do seu marido ou o seu duplo espiritual se sentaria para cear com ela, e ela poderia identificá-lo. Olhar atentamente através de cada janela de uma igreja na virada da meia-noite também era um ritual que prometia uma visão do rosto do amado quando se olhasse através da última janela.

Arranque folhas de sálvia-vermelha, uma a cada badalada da meia-noite, e o amado aparecerá.

Espalhe as cinzas sobre a lareira na primeira badalada da meia-noite e a pegada do amado estará ali de manhã.

E, finalmente, a vigília, não tão agradável esteticamente, com uma vela de um quarto de pêni, também era praticada na véspera do Dia de São Marcos. Um grupo de homens ou mulheres jovens colocava no chão um rabo de porco roubado. Quando o rabo ficasse azul, cada pessoa presente veria o seu futuro marido ou a futura esposa.

A Escócia tinha o seu tempo de amor na véspera do Dia de Santo André, em 29 de novembro, ou na própria noite de 30 de novembro, quando, na badalada da meia-noite, uma virgem segurava o trinco da porta e chamava três vezes: "Meu amor gentil, se você me ama, mostre-se a mim." Ela então abria a porta, deixando um vão de alguns centímetros, estendia o braço na escuridão e fazia o gesto de agarrar. Ao recolher a mão, nela encontraria uma mecha de cabelos. Essa mecha pertenceria ao seu verdadeiro amor. Ela deveria estar sozinha em casa e não contar a ninguém o que ia fazer.

Existia um método alternativo em que duas garotas sentavam-se num quarto à meia-noite sem se falar e cada uma delas tirava tantos fios de cabelo da sua cabeça quantos somassem a sua idade. Depois de colocá-los sobre um tecido de linho junto a uma erva chamada amor-verdadeiro ou trílio (que, em infusão, quando esfregada no corpo atrairá o amor), elas esperavam até que o relógio desse uma badalada para virar cada fio de cabelo separadamente, dizendo:

Ofereço este meu sacrifício
Para aquele que é mais precioso aos olhos meus,
Eu te ordeno agora: apareça à minha frente
Que eu possa te ver no minuto presente.

[I offer this my sacrifice /To him most precious in my eyes,/I charge thee now come forth to me/ That I this minute may thee see.]

Nos tempos em que não havia agências matrimoniais ou igualdade entre os sexos, quando as mulheres não podiam abordar um homem abertamente, esses sortilégios preparavam o caminho para que os enamorados fossem unidos pelo destino. Se levados a sério, esses encantamentos ofereciam a oportunidade de se conhecer um pretendente que talvez fosse rejeitado ou nem fosse levado em consideração num nível consciente, mas que no nível astral tornava-se subitamente uma escolha perfeita. Uma donzela poderia ter conjurado o ferreiro da aldeia, em sua visão de Santa Inês, o qual ela provavelmente subestimara enquanto sonhava com homens importantes, mas que poderia ser leal e amoroso e talvez a fizesse realmente feliz. Ou se ela ou a família tivessem dúvidas quanto a um possível pretendente, um sonho como esse possibilitaria à sabedoria inconsciente fornecer as pistas que faltavam e talvez confirmar a escolha da jovem.

Os rituais ocorriam em épocas do ano escuras e frias e traziam vida e alegria. Eu considero esses rituais bastante dignos de serem revividos, mesmo que seja apenas para nos ligar com os ritmos naturais da passagem das estações, os quais os pássaros e os animais instintivamente conhecem, mas dos quais nos esquecemos em nossos casulos urbanos. Esses rituais são eficazes tanto para homens quanto para mulheres — nossos ancestrais do sexo masculino eram provavelmente apenas mais dissimulados a respeito das suas adivinhações românticas. Os rituais também são um lembrete de que, se confiarmos na nossa intuição, em vez de reduzir o amor a uma série de tabelas de compatibilidade ou de passar noite após noite em bares de solteiros ou em clubes de divorciados, então pode ser que exista, de fato, essa pessoa especial nos esperando.

Lance mão dos antigos feitiços de amor e você poderá ter uma visão da pessoa que o destino lhe reservou. No dia seguinte, quando vocês se encontrarem pela primeira vez na fila do supermercado ou no trabalho, vocês sentirão a emoção de saber que as suas almas astrais estavam um passo à frente.

Se você que é casada ou tem um compromisso sério, sonhar com o seu companheiro numa dessas noites santificadas talvez desperte a lembrança dos primeiros momentos ousados de amor ou de paixão. Se sonhar com outra pessoa, examine o seu relacionamento atual. Você talvez se defronte com dúvidas que, caso não resolvidas, poderão levar o amor a morrer lentamente. Esse amor, no entanto, pode ser fortalecido com encantamentos para a paixão e o amor duradouro. Também examine com um olhar frio e objetivo as expectativas e os obstáculos práticos à felicidade.

E, desse modo, a roda descreveu um círculo completo. O *flower power* e o amor livre deram lugar a anônimos apartamentos em metrópoles ou subúrbios para onde todos se retiram, depois de um dia de trabalho. O mundo pode ser um lugar solitário se você passa os domingos caminhando sozinha pelo parque, enquanto o resto do mundo parece caminhar aos pares.

Mas o romance não morreu. Em Durcal, na Andaluzia, nos domingos de Páscoa, jovens impetuosos ainda fazem serenatas às garotas debaixo de seus balcões. Eles penduram um pequeno ramo de louro na janela da bem-amada, quando querem dizer: *quero vê-la*; um ramo de flores de laranjeira, se desejam perguntar: *você quer se casar comigo?*; ou, se houver alguma contrariedade no amor, um ramo de oliveira, para declarar: *não me esquecerei de você*.

DOIS

Para Atrair o Amor

Quando você está feliz em si mesma e consigo mesma, você passa naturalmente a ser mais atraente aos olhos das outras pessoas. Se experimentar o ritual da página 10 para elevar a sua auto-estima, você poderá constatar que as pessoas vão cumprimentá-la pela aparência radiante e começará a chover convites. É uma coisa extasiante e, quanto mais você acreditar em sua beleza interior, mais carismática você se tornará.

No entanto, se você se sente atraída por alguém em especial ou se iniciou um relacionamento que gostaria que progredisse com mais rapidez, rituais específicos poderão orientar as vibrações amorosas e magnéticas para o alvo do seu afeto.

Se você não estiver envolvida num relacionamento amoroso, acredito que o cosmos, com o tempo, colocará a pessoa certa no seu caminho por meio de um processo de sincronicidade, ou "coincidência significativa", como o chamava o psicólogo Carl Gustav Jung. Não obstante, pode ser que você queira apressar o processo, como homens e mulheres têm feito ao longo das eras, enviando vibrações positivas por meio de encantamentos de atração, para alguma pessoa com a qual você seria feliz e a quem você faria feliz, se ela assim o quisesse.

Às vezes, os antigos rituais incluem o que parece, à primeira vista, versos extremamente burlescos. Porém, lembre-se dos velhos ritmos que as crianças cantam pulando corda e das cantigas dos pátios de recreio da infância. É provável que você ainda se lembre deles, pois o ritmo e a obstinada repetitividade os deixaram gravados a ferro em sua mente. O mesmo acontece com os encantamentos. As cantigas podem ser recitadas cada vez mais depressa à medida que a energia do encantamento se acumula, ou então você poderá repetir uma frase como um mantra, enquanto corre os dedos pelas ervas, carregando-as com a sua intenção, ou misturando sais para um banho de amor.

☾

A Magia da Lua Crescente e das Estrelas

A Lua crescente e as estrelas são as amigas tradicionais daqueles que anseiam por amor; quando a Lua aparece pela primeira vez no céu, em sua fase crescente, ela oferece um cenário perfeito para atrair o amor. Um ritual mágico feito na Lua crescente necessita de pouca preparação ou conhecimento de magia.

✦ Disponha símbolos poderosos de abundância — jóias, cristais, frutas e flores — num círculo ao redor de três velas prateadas, colocadas sobre uma bandeja prateada e à prova de fogo, para representar as três principais fases da Lua. A vela do meio simboliza a Lua em toda a sua plenitude, sendo ela mais alta e mais espessa que as outras duas.

✦ Acenda um incenso de jasmim, o incenso da Lua, e sente-se à luz das velas, enquanto essa luz se reflete nas jóias brilhantes, e peça para que o seu amor surja em sua vida. Peça realmente com todo o seu coração e, o que é mais importante, acredite que o seu desejo se realizará; não desanime mesmo que você já tenha passado por muitas experiências em que a magia e a promessa acabaram em desilusão.

✦ Para este ritual, suspenda a descrença* e, usando uma caligrafia espiralada, escreva a palavra *amor* numa tira de papel dourado, até que não haja mais espaço na tira.

✦ Queime a tira de papel na vela menor que estiver colocada à esquerda, representando a Lua crescente, e chame docemente o Amor, ou uma determinada pessoa, caso você deseje alguém em particular.

---

* Referência à condição que o grande poeta romântico inglês S. T. Coleridge propôs como indispensável para a verdadeira assimilação da experiência poética, a "suspensão da descrença". (N.T.)

✦ Apanhe da bandeja as cinzas do papel e verifique se, ao cair, elas formam uma imagem que talvez indique como ou onde você encontrará o amor (leia, na página 72, a respeito dos símbolos oníricos para conhecer alguns significados possíveis). Deixe que a sua intuição lhe transmita o significado do símbolo ou da imagem que se formou.

✦ Deixe as velas queimarem até o fim, num lugar seguro.

✦ Termine a sua magia saindo ao ar livre e, se houver estrelas no céu, entoe a mais antiga das cantigas de amor deste mundo, enquanto expressa seu desejo de amor à primeira estrela que vir no céu:

Estrela brilhante,
Estrela resplandecente,
Primeira estrela que vejo
na noite presente
Eis o meu desejo:
Quero encontrar,
No escuro desta noite,
O amor que tanto procuro.

[*Star light,/Star bright,/First star I see tonight,/I wish I may,/I wish I might,/Find the love I seek tonight.*]

✦ Identifique a estrela num mapa do céu e, quando encontrar o seu amante, você poderá mostrar a ele a estrela que os uniu. Se nessa noite não houver uma estrela visível, formule mesmo assim o seu pedido, sabendo que um provável amor está realmente ali, à espera de ser revelado. Depois disso, consulte o mapa do céu e identifique uma estrela que estava na direção para a qual você dirigiu o seu pedido.

Para Evocar Visões de Amor
à Luz de Velas

Se você quiser ter um vislumbre dessa pessoa para quem você deveria dirigir o seu amor, saiba que a magia das velas é ainda o método mais simples de visualizar um amante ainda não-identificado, mesmo que ele seja um conhecido seu, embora não seja reconhecido num sentido romântico.

Esse processo costumava ser chamado de imaginação; agora o termo usado é visualização, mas é um processo inteiramente espontâneo e natural da psique humana. Se, na infância, você sonhava de olhos abertos com um belo príncipe ou com uma bela princesa que levava você para terras exóticas, ou se você, quando era uma jovem adolescente, se imaginava vivendo em contínua felicidade com um astro *pop* ou com um ícone do cinema, você já executou muitas vezes este exercício. Ele é parte integrante de muitos encantamentos de amor e processos divinatórios.

✦ Comece a visualização ao nascer do Sol, numa sexta-feira, o dia de Vênus, ou depois do cair da noite, na hora de Vênus (veja a tabela de horas mágicas na página 232), quando estiver tranqüila e relaxada.

✦ Acenda uma vela fina cor-de-rosa ou púrpura, perfumada com aroma de rosas ou de lavanda, que são ambas fragrâncias divinatórias de amor, e olhe dentro da chama com os olhos semicerrados, pedindo para que lhe seja mostrado aquele que a fará feliz.

✦ Não tente forçar qualquer imagem, mas deixe que ela se forme dentro da chama ou para além delas ou, inicialmente, na sua tela mental.

✦ As imagens podem ser muito confusas no começo, mas, à medida que você se dedicar aos encantamentos, elas ficarão mais nítidas. Quando você identificar uma forma, concentre-se para corrigir-lhe o foco, como você faria com a lente de uma máquina fotográfica. Comece talvez com uma característica particular — olhos, cabelos ou, até mesmo, com uma camisa ou traje característico.

✦ Quando você tiver uma imagem da pessoa inteira, deixe que a voz dela fale ao seu ouvido interior; por mais improvável que isso pareça, as palavras que você ouvirá poderão ser aquelas que essa pessoa irá proferir quando vocês se encontrarem pela primeira vez.

✦ Se você já conhece a pessoa, não fique surpresa. Especialmente nos casos de segundas núpcias, o companheiro em geral já fazia parte do círculo de amigos ou de colegas de trabalho.

✦ Depois de alguns momentos, apague a vela, soprando ou sufocando a chama rapidamente, num piscar de olhos. Ao abri-los, você verá a pessoa tridimensionalmente, na pós-imagem.

- Se você conhece a pessoa, não fique surpresa se ela lhe telefonar nos dias seguintes ao encantamento ou se disser, assim que se encontrarem, que estava pensando em você na ocasião do ritual.

- Repita o processo durante alguns dias e você poderá começar a visualizar cenas do seu relacionamento em desenvolvimento.

- Se você vir diferentes pessoas, pode ser que você ainda não esteja preparada para travar um relacionamento; talvez você tenha a possibilidade de seguir em muitas direções diferentes — ou talvez relacionamentos diferentes, que precisam ser vividos antes que o verdadeiro amor surja finalmente no seu caminho. Para algumas pessoas, o amor que floresce mais tarde pode ser o melhor de todos.

- Pratique a projeção da imagem num espelho para amplificar as energias.

Como acontece com toda magia, o que você emitir, você receberá de volta em triplo. Por isso, a intenção de oferecer seu amor a essa pessoa até agora desconhecida é a melhor ênfase para rituais de amor bem-sucedidos.

A Invocação das Divindades do Amor

Nenhum dos antigos encantamentos de amor estava completo sem a evocação de Vênus, ou de um deus ou deusa clássicos do amor para ajudar o solicitante. Nos encantamentos para a atração amorosa, são usualmente invocadas as deusas do amor virgens ou donzelas, em vez das deusas-mãe ou das divindades casadas. Muitas das pessoas que fazem encantamentos ainda seguem o costume de invocar as antigas formas de deuses, mas isso depende do que lhe parece mais correto. Se você de fato invocar um deus ou uma deusa do amor pelo nome, descubra tudo o que puder a respeito dele ou dela. Nos tempos pré-cristãos, o bem e o mal não estavam tão claramente polarizados, de modo que até mesmo uma amável deusa donzela poderia cometer atrocidades contra uma rival ou um amante que não fosse bem-vindo. Diana não era avessa à idéia de deixar que os seus cães de caça dilacerassem aqueles que ela transformava em cervos. Por isso, é uma boa idéia ler a respeito da divindade para certificar-se de que você está invocando o aspecto correto, e para ter uma idéia clara das qualidades positivas associadas à deusa, enquanto você a contemplar.

Você não está evocando espíritos ou adorando ídolos. Você está concentrando as energias superiores do amor numa projeção do seu eu mais evoluído, como alguns poderiam dizer. Pesquise figuras da divindade escolhida e, se quiser, compre uma estatueta. No caso de divindades clássicas, as lojas de museus são uma excelente fonte dessas figuras, e a Internet tem muitas reproduções em cores de pinturas famosas.

Relaciono, a seguir, as deusas donzelas que são em geral invocadas quando se busca um amante ou um encontro amoroso. Muitas vezes, a mesma deusa aparece sob diferentes nomes e aspectos, uma vez que o seu culto foi incorporado em diferentes culturas. Embora alguns praticantes de magia utilizem de fato deuses e deusas antigos em seus encantamentos de amor e de fertilidade, eu costumo dedicar rituais aos poderes generalizados da bondade e da luz no universo. Forneci dados de certos livros de mitologia na lista de leituras, na parte final deste livro, para que você possa, se quiser, aprofundar-se nesse aspecto da magia do amor e da fertilidade.

Afrodite, Deusa grega do amor e da beleza, é excelente para um amor novo e florescente. Seu nome significa "nascida da espuma", pois, de acordo com a lenda, ela saiu do mar totalmente formada. Afrodite pode ser invocada para a atração amena de um novo amor, e também para a sexualidade (seu nome é a raiz da palavra "afrodisíaco"). Como resultado do seu caso de amor com Zeus, o pai dos deuses gregos, ela deu à luz Eros, que tende a ser evocado em associação com o sexo, e não com a pura magia do amor. Afrodite é especialmente poderosa nos encantamentos em que se usam velas e espelhos, como também em rituais de amor que envolvem o mar.

Ártemis, irmã gêmea de Apolo, o Deus grego do Sol, é a deusa da castidade, da virgindade, da caça, da Lua e da natureza. Também é a padroeira das parturientes, embora seja uma deusa virgem. Por causa da sua ligação com a caça, ela é mais ativa do que Afrodite na busca do amor, ou talvez nos casos em que um amante relutante de qualquer sexo precise ser encorajado e na conquista do amor sob circunstâncias difíceis. Ela é perfeita para encantamentos de amor ao ar livre e para lançar com ímpeto a sua rede amorosa, de modo a atrair um amante ainda desconhecido.

Diana é a contraparte romana de Ártemis e, devido à sua forte associação com a Lua em todas as suas fases, é a Deusa da fertilidade, bem como do amor. Assim como Ártemis, ela é a Deusa da caça e é uma deusa virgem, mas pode ser invocada em seu papel de deusa da terra e de protetora das mulheres no parto. Sua beleza e suas habilidades como caçadora fazem dela um foco perfeito para quem está em busca do amor, especialmente do amor que está distante.

Hathor, a antiga Deusa egípcia dos amantes e do próprio amor traz, conforme se diz, um marido ou uma esposa a todo aquele que a invoca. Ela é também uma poderosa deusa da fertilidade e protetora das mulheres. Igualmente cultuada como deusa celeste, Hathor é, com freqüência, retratada usando, como coroa, um disco solar preso entre os cornos de uma vaca. Além de ser a Deusa da alegria, da arte, da música e da dança, a ela foi confiado o olho sagrado de Rá, o Deus Sol, através do qual ela pode ver todas as coisas.

Hathor leva consigo um escudo que reflete de volta todas as coisas em sua luz verdadeira e com o qual ela fabricou o primeiro espelho mágico. Um dos lados desse espelho foi dotado com o poder do olho de Rá para tudo ver, independentemente do quanto o evento esteja distante no tempo ou no espaço. O outro lado do escudo mostra a pessoa que o contempla em sua verdadeira luz, e apenas o corajoso consegue olhar para ele sem tremer.

Por isso, Hathor pode ser invocada em todas as formas de magia de amor com espelhos. Como ela também está associada com o ouro e com a turquesa, jóias feitas com esses materiais podem ser um foco para os poderes dessa Deusa. Por causa da sua ligação com o Olho da Verdade, e também com a harmonia, o amor que ela inspira é nobre e digno. Ela pode ser uma deusa bondosa sob cujos auspícios se pode praticar a adivinhação amorosa, caso você precise de sabedoria para decidir se inicia ou leva adiante um relacionamento.

Vênus, a contraparte romana de Afrodite, deu à luz Cupido, fruto de sua ligação amorosa com Mercúrio. Embora tivesse muitos amantes, ela é a deusa da castidade nas mulheres e mensageira da alegria. Desse modo, representa não apenas o prazer sexual, mas também o amor inocente e, em especial, o amor primaveril. Portanto, ela é o ponto focal de todos os tipos de ritual de amor. Cupido deixou de ser evocado nos encantamentos de amor, possivelmente porque a imagem vitoriana ainda predominante de uma criancinha bochechuda armada com arco e flecha não esteja de acordo com os gostos modernos. No entanto, enquanto Estrela Vespertina, Vênus exibe qualidades de guerreira, e assim também pode ser invocada nos casos em que se precisa de coragem no amor ou força para enfrentar um amante cruel ou infiel.

A Invocação do Amor na Chama das Velas

Como demonstrei, as velas são essenciais para a magia do amor, especialmente na invocação de um amante desconhecido ou relutante. Alfinetes também costumavam ser usados nesses encantamentos, para transpassar o coração de um amante (não literalmente, é claro). Poder-se-ia enterrá-lo do lado de uma vela, que era então acesa com o canto: *Quando a cera derreter, o coração dele/dela derreterá.*

Em tempos passados, muitas doces donzelas invocavam o seu amado de uma maneira bastante impiedosa: espetando o pavio de uma vela acesa com dois alfinetes entrelaçados e dizendo:

Não são estes alfinetes que eu quero queimar,
Quero é o coração do meu amado mudar,
Que ele não durma nem repouse estendido,
Até que me conceda o meu pedido.

['Tis not these pins I wish to burn,/But my lover's heart to turn,/May he neither sleep nor rest,/Till he has granted my request.]

A donzela então observava a vela e, se os alfinetes continuassem no pavio depois que a vela, ao queimar, ultrapassasse o ponto em que ela os espetara, o amado apareceria na porta antes de a vela queimar até o fim. Se os alfinetes caíssem, isso era tomado como uma indicação de que o homem era infiel. O segredo, como as senhoritas sempre descobriam, era se certificar de que os alfinetes fossem fixados, com firmeza, mais ou menos na metade da altura da vela. Os homens também utilizavam esse encantamento, embora de maneira mais dissimulada.

Uma palavra de advertência: encantamentos em que se pede para o objeto do afeto não dormir nem repousar, mesmo que pensamentos a respeito dele estejam mantendo você acordada, estão muito perto de interferir no livre-arbítrio dessa pessoa. Há muitas maneiras de você utilizar velas e alfinetes sem transgredir essa regra; numa versão mais amena desse encantamento, deve-se espetar o pavio como antes e dizer:

*Não são estes alfinetes que eu quero queimar
Quero é um coração anelante mudar,
O seu nome a minha boca não revela,
Mas o seu amor eu busco na chama desta vela.*

['Tis not these pins I wish to burn,/But a willing heart to turn,/Though I do not speak your name,/I seek your love in candle flame.]

☾

Magia com Ímãs

Encantamentos para se atrair um amante desconhecido incorporam, às vezes, palavras como as seguintes:

*Do norte ou do sul, do leste ou do oeste enfim,
Que aquele (ou aquela) que mais me ama venha até mim.*

[*From north or south, east or west,/Let him/her come who loves me best.*]

Encantamentos com ímãs são notavelmente fáceis de se fazer e funcionam com base no princípio da magia empática. Você atrai amantes em potencial, representados por alfinetes, para você mesma, representada pelo ímã. Minha versão favorita utiliza um espelho prateado e uma almofadinha para alfinetes em forma de coração ou um coração feito de tecido cor-de-rosa. Como 6 é o número de Vênus, esse encantamento tem de ser realizado ao longo de seis dias, durante o período da Lua crescente, imediatamente antes de você ir para a cama.

✦ Espalhe aleatoriamente alfinetes ou tachinhas de latão sobre um mapa da área em que você mora atualmente e de sua vizinhança, num raio de 16 quilômetros.

✦ Enquanto faz isso, diga por seis vezes:

*Como o ímã atrai o alfinete
Como a abelha
é atraída pela flor,
Chamo agora para mim o meu amor.*

[*As pins are drawn, like bee to flower,/I call my love to me this hour.*]

✦ Numa mesa coberta com um tecido verde, coloque um espelho redondo de prata, a cor e o metal de Diana e de todas as deusas da Lua.

✦ Acenda pequenas velas prateadas em semicírculo ao redor do espelho, de modo que o brilho delas se reflita nele.

✦ Descreva um movimento circular com o ímã, no sentido horário, a partir do norte, apanhando todos os alfinetes ou tachinhas e repetindo, à medida que o faz:

Como o ímã atrai o alfinete, e como a mariposa
É atraída pela luz do lampião,
Venha até mim, meu amor, e apareça na minha visão.

[*As pins are drawn, like moths to light,/Come love to me, come to my sight.*]

✦ Quando todos os alfinetes estiverem presos no ímã, coloque-o sobre a almofada em forma de coração, no centro do espelho.

✦ Olhe fixamente para o espelho à luz das velas, tentando não projetar nele o seu próprio reflexo, e você poderá ser recompensada com uma imagem enevoada de um namorado em potencial, na sua tela mental ou no canto direito do espelho; de acordo com as tradições a respeito de espelhos mágicos, as imagens no canto direito representam pessoas ou eventos que vão surgir em sua vida.

✦ Apague as velas soprando-as uma de cada vez, e repetindo a gentil invocação com velas:

O seu nome a minha boca não revela,
Mas o seu amor eu busco na chama desta vela.

[*Though I do not speak your name,/I seek your love in candle flame.*]

✦ Coloque o mapa no parapeito da janela. Cubra a área onde você mora com o espelho de prata, o coração, o ímã e os alfinetes, e deixe-os ali até a noite seguinte.

✦ Repita esse ritual durante mais cinco dias, utilizando o processo de visualização descrito anteriormente neste capítulo. A cada noite, a imagem no espelho deverá se tornar mais nítida.

✦ Na manhã do sétimo dia, envolva o coração, os alfinetes, o ímã e o mapa num tecido de seda preta e coloque-os numa gaveta. Você deverá começar a sonhar com o seu amado e poderá encontrá-lo no sétimo dia. Caso contrário, repita o ritual a cada mês durante seis dias, estendendo o alcance do mapa — afinal, o seu amado poderá vir de outra região, de outra cidade e até mesmo de outro país.

Ritual Com Velas e Magnetitas

Este é um ritual mais poderoso, que poderá ser utilizado se o amor estiver demorando para chegar ou se você quiser aprofundar um relacionamento.

Use uma vela vermelha, em vez da vela cor-de-rosa ou verde que se costuma usar, pois o vermelho é a cor associada à paixão. É também a cor de Marte, o regente da magnetita, o qual, conforme se diz, foi um dos amantes de Vênus.

O ideal é que você use uma vela com três pavios para serem acesos em dias separados. Essas velas com muitos pavios são vendidas em muitas lojas de material para jardinagem e de artigos domésticos, mas, se não conseguir encontrar uma, você poderá reacender a mesma vela três vezes.

Há milhares de anos atribuem-se poderes mágicos às magnetitas, pedaços de minério de ferro naturalmente magnetizados e que, até cerca de quinhentos anos atrás, eram considerados espíritos vivos. Pares de magnetitas freqüentemente desempenham um papel nos encantamentos para atrair a amizade, o amor e a fidelidade mútua, e podem ser utilizadas para atrair um amante novo e ainda desconhecido, ou, o que é mais comum, para aproximar alguém que você gostaria de conhecer melhor. Durante a Idade Média, uma magnetita era colocada na aliança da noiva enquanto outra era entregue ao noivo.

As magnetitas são baratas e fáceis de encontrar. Podem, inclusive, ser compradas pelo correio. No entanto, se as comprar pessoalmente, numa loja de artigos esotéricos, você poderá escolher duas que sejam poderosamente atraídas uma pela outra, como ímãs. Algumas pessoas oferecem uma delas ao pretendente, num saquinho vermelho, e conservam a outra consigo, utilizando-a para chamar psiquicamente o amado. Você também poderá comprar, se quiser, pedras de formato masculino (pontudas) e feminino (arredondadas), mas, na prática, é uma questão de descobrir duas que se atraiam fortemente.

Tradicionalmente, as magnetitas são deixadas na água numa manhã de sexta-feira até o meio-dia, em seguida são expostas à luz do Sol para secarem e por fim borrifadas com limalha de ferro ou com areia magnética. Depois são conservadas num saquinho vermelho, quando não estiverem sendo utilizadas.

No ritual seguinte, você poderá visualizar uma pessoa específica ou, então, poderá permanecer aberta a uma fonte desconhecida mas positiva de novos amores, enquanto segura a pedra que representa o seu amado. Não fique surpresa se verificar que a pessoa é alguém que você já conhecia mas considerava apenas como amigo ou conhecido. Os rituais com magnetita também podem ser utilizados para encorajar a fidelidade, embora talvez não seja sábio compelir outra pessoa a permanecer num relacionamento indesejável, pois você poderá, em decorrência disso, ficar presa a um relacionamento destrutivo.

✦ Comece o encantamento três dias antes da Lua cheia, na hora de Vênus, após o pôr-do-sol.

✦ Coloque as magnetitas a cerca de 60 cm uma da outra, de modo que suas faces magnetizadas fiquem voltadas uma para a outra, numa bandeja redonda à prova de fogo. Essa bandeja poderá ser de ferro ou de aço, que são ambos metais de Marte, o foco masculino. Coloque uma vela entre as duas magnetitas, de modo que ela fique ligeiramente atrás delas, formando um triângulo sagrado, que é um símbolo de crescimento.

✦ Acenda o primeiro pavio da vela e gire a magnetita que está à esquerda da vela nove vezes, no sentido horário, ao redor da chama, dizendo:

Magnetita do amor, seja a minha voz, fale por mim,
Chame o meu bem-amado sobre a terra e o mar sem fim.

[*Lodestone of love, stand for me,/Call my love, o'er land and sea.*]

✦ Recoloque a magnetita numa posição cerca de 5 cm mais próxima da outra pedra, e gire esta última nove vezes no sentido anti-horário ao redor da vela, recitando:

Positivo e negativo, Sol e Lua estão ligados
Numa única unidade, venha logo ó meu amado.

[*Positive and negative, Sun and Moon,/Joined as one, come love soon.*]

✦ Recoloque a segunda magnetita numa posição cerca de 5 cm mais perto do centro. Apague o primeiro pavio, enviando a luz para onde quer que o seu amado possa estar, e deixe as magnetitas e as velas nos seus lugares.

✦ Na segunda noite, acenda o segundo pavio (se você tiver uma vela com três pavios; caso contrário, reacenda o mesmo pavio). Usando uma vela fina, acenda duas varetas ou cones de incenso de rosas, a fragrância de Vênus, e coloque uma delas à esquerda da primeira magnetita e a outra à direita da segunda.

✦ Borrife alguns grãos de sal marinho sobre a segunda magnetita e gire seis vezes o incenso, no sentido horário, ao redor dessa magnetita, dizendo:

Sal da vida, sopro de ar,
Venha meu amor, da minha vida partilhar.

[*Salt of life, breath of air,/Come true love, my life to share.*]

✦ Coloque essa magnetita 10 cm mais perto da outra.

✦ Borrife a primeira magnetita com sal e gire seis vezes ao redor dela o incenso de rosas, no sentido horário, dizendo:

Atraio você, amor, cada dia para mais perto de mim,
Venha depressa e venha logo, e comigo fique, juntinho assim.

[*I draw you closer, love, each day,/Haste soon to me and with me stay.*]

✦ Coloque essa magnetita cerca de 10 cm mais perto da outra. Apague a vela, soprando a chama, e visualize a luz como feixes que envolvem o seu amado e, gentilmente, o atraem para mais perto de você. Deixe a vela e a magnetita em suas posições.

✦ Na terceira noite, na hora de Vênus, acenda o terceiro pavio e borrife a primeira magnetita com três gotas de essência ou óleo essencial de baunilha, que é o óleo e a erva de Vênus, e também um poderoso óleo para atrair o amor e garantir a fidelidade. Enquanto isso, diga:

Quando você se aproxima eu lhe estendo o abrigo
De minha mão, Ó meu amado, ó meu amigo.

[*As you move closer I extend/My hand to yours O, lover, friend.*]

✦ Coloque a magnetita a cerca de 15 cm mais perto novamente.

✦ Pegue a segunda magnetita e a borrife com três gotas de baunilha, dizendo:

Tão perto de mim você caminha, que eu ouço o seu coração,
Agora unidos no amor, nossos corações não se separarão.

[*So close you move, I hear your heart,/Now joined in love, may we not part.*]

Desloque a magnetita de modo que as duas pedras se toquem na frente da vela e diga: *Enquanto a cera derrete, fundem-se os nossos corações, tornando-se um só.*

✦ Sem apertar muito, amarre as duas magnetitas com dois fios de lã trançados, um cor-de-rosa e outro verde, dando nove nós frouxos, um a cada volta. Deixe a vela queimar até o fim. A cada manhã, ao nascer do dia, desate um nó, dizendo:

Amor do amor, ó livre poder alado,
Traga em segurança até mim o meu amado.

[*Love of love, power fly free,/Bring my true love safe to me.*]

✦ Até que o seu amado apareça, carregue ambas as magnetitas num saquinho vermelho; quando um relacionamento começar de fato a se desenvolver, ofereça como presente a segunda magnetita ao seu amado, num saquinho vermelho igual ao seu.

Ritual com Velas e Flores

Este ritual pode ser utilizado para fortalecer o amor e a confiança num relacionamento. Trata-se de um ritual em que se faz uso de flores como parte de um encantamento com velas (veja o capítulo "As Plantas do Amor") e que, segundo constatei, parece funcionar particularmente bem nos estágios iniciais de um relacionamento, quando se está começando a confiar novamente em alguém depois de uma traição ou de um período difícil no relacionamento.

Realize-o, como no caso da magia com velas, quando você vir pela primeira vez a Lua crescente no céu, cerca de dois dias depois que tiver começado o período da Lua nova. Se o tempo estiver nublado, verifique no seu diário ou na seção de meteorologia de um jornal o dia exato em que a Lua crescente será visível.

✦ Use uma vela cor-de-rosa pequena e larga para os aspectos mais gentis de Vênus. Coloque-a num recipiente raso ou sobre uma pequena bandeja redonda à prova de fogo, de modo que a cera possa se depositar na bandeja.

✦ Na frente da vela, mas não sobre a bandeja, coloque um símbolo do seu amor, talvez as entradas de uma peça de teatro ou de cinema a que vocês assistiram durante um passeio agradável ou uma lembrança de um lugar que vocês visitaram juntos. Tradicionalmente, encantamentos como este exigiriam uma peça de roupa do seu amado, uma mecha de cabelos ou até mesmo aparas de unhas, mas esses elementos são poderosos demais para um ritual brando como este. Até mesmo um copo não lavado que o seu amado tenha levado aos lábios é um elo suficiente.

✦ Circule o símbolo e a vela apagada com botões de rosas brancas e cor-de-rosa. Use rosas de seda se não conseguir flores de verdade, ou outras flores pequenas dessas cores. Não tenha receio de fazer substituições por itens que sejam típicos da sua região; os materiais dos encantamentos são apenas sugestões.

✦ Usando um espinho tirado de uma roseira (deixe-o no galho para evitar se arranhar), desenhe na vela, num ponto cerca de um terço abaixo do pavio, dois corações lado a lado, quase se tocando. Enquanto isso, diga: *Venha, amor, com gentileza, e encha o meu coração de alegria.*

✦ Unte a vela com óleo com fragrância de rosa — você poderá comprar óleos preparados para untar velas ou usar uma colher de sopa de azeite de oliva puro ao qual foram acrescentadas uma ou duas gotas de óleo essencial de rosa. Esfregue a vela do topo até o centro com o óleo, usando apenas uma quantidade muito pequena, e em seguida no sentido ascendente, da base até o centro, dizendo: *Flua, meu amor, flua, flua agora na minha direção.*

✦ Acenda a sua vela e, por meio de sua luz bruxuleante, visualize cenas dos plácidos prazeres partilhados por você e pelo seu amor.

✦ Quando a vela derreter, unindo de fato seus corações, chame docemente seu amado pelo nome.

✦ Deixe a vela queimar até o fim, enquanto você fica sentada, banhando-se em sua luz e ouvindo músicas de amor, em especial melodias que agradem a vocês dois. Deixe que as suaves ondas cor-de-rosa a envolvam e imagens do seu relacionamento formem-se diante dos seus olhos, sucedendo-se lentamente. Procure manter a imagem do seu amado na sua tela mental.

✦ Depois que a vela queimar até o fim, desenhe na cera fundida um coração contendo as iniciais dos seus nomes entrelaçadas, destaque-a com uma faca de cabo branco ou cor de pérola, e enrole-a em seda de cor clara ou branca, conservando-a numa gaveta e olhando para ela quando sentir dúvidas.

✦ Você poderá repetir este ritual a cada Lua crescente se assim o desejar; substitua o coração por um novo e enterre o que descartou debaixo de uma árvore frutífera; o ideal seria uma macieira, símbolo do amor e da fertilidade.

Ritual de Crescimento para a Mãe Terra

Variações deste ritual para fortalecer um novo amor são freqüentes em muitas culturas, sob muitos aspectos diferentes. Você precisará da pegada da pessoa que você quer que a ame intensamente; para isso, deixe uma porção de terra úmida do lado de fora da sua porta da frente ou recolha um pouco de terra num dia úmido, durante uma caminhada. Embora se utilize com freqüência a calêndula, creio que a alfazema é a planta mais adequada para se plantar nesse solo como símbolo de um amor crescente, pois ela é associada a relacionamentos amorosos, ao afeto e à reconciliação. Sua maravilhosa fragrância evoca o otimismo e fortalece o encantamento cada vez que você a inala.

✦ Espere até ver a Lua crescente e saia ao ar livre — os encantamentos são mais poderosos se forem realizados diretamente sob a Lua e não através de vidraças.

✦ Pegue um anel de prata e um anel de cobre, pois o cobre é o metal de Vênus e a prata é o da Lua. Vire os anéis três vezes na palma da mão e diga:

Faça, anel de Vênus, faça anel da Lua,
Que um laço de amor entre nós se construa
No amor e na alegria, durante a crescente,
Faça Lady Lua, que esse amor cresça intensamente.

[*Ring of Venus, ring of the Moon/Bind us in love that we may soon/In love and joy, as you do grow/Lady Moon like increase show.*]

✦ Num vaso de cerâmica, próprio para plantas, unte cada um dos anéis com três gotas de leite, um símbolo da fertilidade, e em seguida "plante-os" no solo em que está a pegada. Deixe a terra do solo escorrer entre os seus dedos enquanto você cobre os anéis, para carregá-los de poder, dizendo:

Cresça amor, cresça, e como o leite,
Deixe que fluam o sentimento e o deleite.

[*Grow love, grow,/Like milk let feelings flow.*]

✦ Plante o pé de alfazema, que já deve estar germinando, batendo de leve na terra ao redor do broto, e diga: *Cresça com vigor, cresça da semente, para que o nosso amor possa florescer igualmente.*

✦ Cuide da sua alfazema todos os dias e, enquanto você a rega, diga: *Cresça alta, cresça livre, para que o nosso amor possa vingar e nunca sufocar um ao outro.*

✦ Se a sua planta não florescer, isso não significa que o amor morrerá. Repita o ritual por ocasião da próxima Lua crescente. Todo amor precisa de cuidados constantes, e aqueles cujo crescimento é mais lento no início costumam ser os mais duradouros.

TRÊS

As Plantas do Amor

E para ti farei leitos de rosas
E mil ramalhetes de flores olorosas,
Um diadema de pétalas e uma alongada
Saia, toda com folhas de murta bordada.

[And I will make thee beds of roses,/And a thousand fragrant posies/A cap of flowers and a kirtle/Embroidered all with leaves of myrtle.]

"The Passionate Shepherd to his Love",
por CHRISTOPHER MARLOWE (1564-1593)

São tantos os rituais de amor compostos de flores e ervas que você não precisará de muito mais para realizar a magia do amor. As flores constituem a linguagem e os símbolos do amor: uma única rosa vermelha é oferecida como sinal de fidelidade, um açafrão amarelo é tradicionalmente usado por jovens amantes no Dia dos Namorados e buquês são oferecidos nos casamentos ou para pôr fim numa briga entre o casal. Os casais dos velhos tempos conheciam os significados associados a cada flor e a cada erva, e podiam enviar intricadas mensagens uns aos outros. Até mesmo a maneira de segurar uma flor ao oferecê-la ou ganhá-la era algo cheio de significado.

Muitas dessas provas de amor não eram flores exóticas, mas singelas flores silvestres que, quando oferecidas com amor, são tão preciosas quanto as mais caras flores de estufa. Durante séculos, as flores têm expressado as alegrias e as tristezas, as promessas e as traições amorosas. "Oh, meu amor é como uma rubra, rubra rosa, que acabou de brotar em junho", proclamou o poeta escocês Robert Burns; "Eis o alecrim, ele é para rogar lembranças, para o seu amor lembrar", chorava a abandonada Ofélia no *Hamlet* de Shakespeare. A linguagem das flores recebeu um impulso internacional depois que Paul Simon ouviu o cantor de *folk music* Martin Carthy interpretar a velha balada "Are you going to Scarborough Fair? Parsley, sage, rosemary and thyme" (Você está indo para a Feira de Scarborough? Salsa, sálvia, alecrim e tomilho) e a converteu num *hit* internacional. A balada fala das quatro ervas que são utilizadas na adivinhação amorosa e que estão associadas com pensamentos e lembranças. E, na década de 1970, o grupo de *folk music* Steeleye Span transformou num *hit* a sua celebração do antigo costume de usar folhas de salgueiro presas às roupas como sinal de fidelidade.

As deusas das flores são divindades da alegria; a tradição da Flora Romana, cuja Floralia era celebrada no começo de maio, sobrevive nas Danças Florais da Cornualha. O festival dessa Deusa, bem como a de Maia, Deusa da alegria, em cuja homenagem o mês recebeu o seu nome, evocava divertimentos e paixões desenfreadas quando o mundo explodia em pétalas, as árvores se espessavam em flores e a fragrância se erguia das ervas nos campos e ao longo dos atalhos e dos becos. Sob os auspícios dessas deusas, o amor ainda pode florescer em cada um de nós.

Não é preciso que nos ensinem como amar e como fazer amor se podemos voltar a nos ligar com o mundo natural e com a força vital que flui através dele, deixando os nossos sentimentos fluírem e seguindo o nosso coração e os nossos instintos, e não um manual de instrução. Pois o amor não é privilégio dos seres humanos. Os mesmos cisnes acasalam-se por toda a vida e podem se consumir de desgosto se o companheiro morrer, enquanto que os gibões da Sumatra e da Península Malaia cantam canções de amor uns para os outros e permanecem fiéis aos seus companheiros.

As Flores e as Ervas do Amor

Na Enciclopédia do Amor, na parte final deste livro, há tabelas de correspondências — listas dos significados tradicionais das flores, das ervas, dos incensos, dos óleos e das árvores — que podem ser utilizadas em todos os tipos de encantamento mágico natural, de modo que você possa adaptar todos os rituais usando o conhecimento que as nossas bisavós sabiam de cor e que lhes foi transmitido pelos pais delas, numa tradição oral ininterrupta.

A Magia das Rosas

As rosas, as próprias flores de Vênus, são talvez o elemento mais poderoso nos encantamentos de amor. Desde o botão cor-de-rosa da primeira atração inocente, passando pela rosa vermelha da paixão e da fidelidade, até a rosa dourada do amor maduro, elas têm importância central nos rituais de amor de todos os tipos, por exemplo, na queima de incenso de rosas ou na adição de óleo essencial de rosa e de pétalas de rosas aos banhos para atrair o amor; nas receitas feitas para o amado, cozinhando o alimento com água de rosas (que pode ser comprada em perfumarias), ou substituindo-a pela essência do fruto da roseira-brava ou pelo xarope desse fruto, para intensificar o desejo. A rosa vermelho-sangue é um símbolo de persistência e de paciência se um casamento ou um relacionamento estiver passando por tempos difíceis. Você também poderá plantar uma roseira numa data especial para vocês dois ou por ocasião do nascimento de um filho. Neste caso, plante rosas vermelhas se for um menino e brancas se for uma menina; toda vez que ela florescer a cada ano, você se lembrará do que sentiu quando esse bebê veio ao mundo.

O Caminho do Amor Adornado de Seis Rosas

Um dos mais antigos encantamentos com flores é praticado desde os tempos em que os parceiros costumavam morar na mesma aldeia. Nesse encantamento, a pessoa espalhava cinco rosas vermelhas ao longo do caminho entre a própria casa e a da pessoa amada. Invocava então o nome dela à luz de uma vela de pura cera de abelha ao cair da noite. Em seguida, queimava na chama da vela cinco pétalas de outra rosa vermelha, uma após a outra, enquanto cantava:

> *Queime até minha porta um atalho pelo mato, cinco*
> *[pétalas de rosa são agora quatro.*
> *Quatro para três no fogo da vela, por aquele que vem*
> *[vindo a minha alma anela.*
> *Três se tornam duas na chama tremulante,*
> *[mas a chama do amor é sempre constante.*

De duas para uma, e não há mais nenhuma,
   [e o encantamento se consuma.
Venha, meu amado, venha.

[Burn a pathway to my door, five rose petals now are four./Four to three in candle fire, bringing closer my desire./Three to two, I burn the rose, love no hesitation shows./Burn two to one, till there are none, the spell is done./ Come lover, come.]

A sexta rosa era então colocada num vaso com água, deixado no parapeito de uma janela sem cortina. E a vela deveria queimar até o fim num lugar seguro onde sua luz se projetasse sobre a rosa. Quando a rosa morria, era enterrada e, se pessoa amada não viesse, o ritual era repetido com outras seis rosas.

Este encantamento ainda é extremamente poderoso para amantes, para casos de mal-entendido e até mesmo para atrair uma pessoa para quem você gostaria de ser mais do que um amigo. Nos tempos de hoje, é mais difícil fazer um caminho de rosas entre as casas, pois o casal tende a morar a grandes distâncias. No entanto, você pode espalhar as cinco rosas vermelhas a partir do portão da frente ou do alpendre da sua casa até a porta da frente, ou então sobre um mapa no qual tenha assinalado as duas casas. Neste caso, use bonequinhos para representar cada um de vocês e espalhe pelo trajeto entre as casas rosas em miniatura. Você pode usar até mesmo um mapa das linhas do metrô, caso seja esse o meio de transporte que usam para se encontrar.

Há quem prefira deixar cair a primeira rosa a meio caminho entre as casas, caso o casal more na mesma região, a segunda a um quarto do caminho, a terceira na extremidade da rua em que mora, a quarta no portão de casa e a última na porta da frente. Se você realizar esse encantamento, lembre-se de colocar uma bandeja à prova de fogo sob a vela e um recipiente onde possa depositar as pétalas queimadas.

Embora as rosas sejam a opção tradicional, você poderá substituí-las por outras flores, tais como miosótis, alecrim, sálvia ou o tomilho, para que um amor ausente se lembre da sua existência; ou a salsa, se você quiser inflamar a paixão. As plantas vivas são melhores do que as ervas secas, pois estão impregnadas de força vital ativa. Lembre-se de chamar o nome do seu amado à luz da vela, antes de queimar as pétalas. Desse modo, se outra pessoa apanhar a rosa, esta não atrairá essa pessoa, pois foi preparada apenas para o seu amado.

Para Fazer Bonequinhos de Amor com Ervas

Os bonequinhos de amor eram confeccionados pelas jovens para representar o amado ou um pretendente. Esses bonecos eram recheados com as ervas do amor, tais como alfazema ou pétalas de rosa, e colocados sob o travesseiro da jovem. Esta deveria beijar o boneco à noite e pela manhã dizendo-lhe palavras de amor que ela ficaria muito constrangida em dizer diretamente ao seu bem-amado. Mulheres casadas cujos maridos viajavam para longe de casa confeccionavam bonequinhos representando elas próprias e o parceiro, e os recheavam com ervas de amor protetoras — o manjericão para evitar a infidelidade, a verbena para que a verdade prevalecesse em todas as ocasiões, o milefólio, a erva do amor duradouro e a hortelã, para manter afastados todos os perigos. Elas enfiavam sutilmente, no alforje ou no saco de viagem do marido, a boneca que representava elas mesmas e conservavam consigo o boneco que representava o marido. Guardava-o então num lugar seguro até que o marido retornasse, sempre repondo as ervas caso a ausência fosse muito longa. Também nesse encantamento, a esposa deveria proferir palavras de amor na hora de se deitar e de manhã cedo. Em alguns países da Europa oriental, elas reservavam um minúsculo prato cheio de leite e mel para oferecer ao boneco, de modo que, por magia empática, o marido ausente não passasse fome nem tivesse sede. Outras faziam minúsculos leitos de pétalas de rosa ou de alfazema, de modo a garantir ao homem um leito perfumado e macio.

De maneira semelhante, uma mulher que quisesse um filho poderia confeccionar um pequeno bonequinho de ervas, cheio de camomila e de funcho, ervas associadas às crianças pequenas, e fazer um berço, um travesseiro e um cobertor em miniatura. Flores e ervas eram colhidas tradicionalmente na véspera de Primeiro de Maio por jovens que queriam um namorado, e à meia-noite elas recheavam um bonequinho com essas ervas. As garotas conspiravam com irmãs e amigas para conseguir uma mecha de cabelo do amado (de preferência um pêlo pubiano), amarrando-a no bonequinho com nove fitas de cor escarlate e dizendo:

Nove vezes amarro, com laços de vermelha chama,
O meu amor, agora, traga-o para a minha cama.

[*Nine times I bind my love with red,/Bring him now unto my bed.*]

Na manhã de Primeiro de Maio, ao nascer do dia, elas apanhavam uma flor úmida de orvalho e deitavam-se à espera de que o homem caminhasse sobre o solo do lugar e nele deixasse uma pegada. Depois arrancavam o torrão no qual ele pisara, colocavam-no num vaso e então o regavam com o orvalho, que, segundo se acreditava, tinha o poder de aumentar a fertilidade. Na noite de Primeiro de Maio, logo ao cair da noite, elas borrifavam o bonequinho com essa terra, espetavam um dos dedos com um alfinete, deixavam o sangue pingar no boneco e em seguida o enrolavam, juntamente com a flor, num tecido de linho branco. Esse embrulho era então colocado debaixo do travesseiro, e aí conservado até que as pétalas murchassem; beijando-o todas as noites, elas chamavam o amado errante até que ele retornasse.

Os rituais modernos com bonequinhos tendem a evitar o uso de cabelos, fluidos corporais ou outros laços com a pessoa desejada, a fim de impedir uma interferência no livre-arbítrio. Eles tendem também a usar com cautela antigas ordens tais como: *Possa ele me amar até que todos os mares sequem* ou *Para sempre e mais um dia*. Às vezes, os sentimentos da própria autora do encantamento mudam um mês ou um ano depois, de modo que talvez seja melhor não entrar com detalhes quanto ao tempo de duração do romance, exceto em termos gerais.

Os bonecos podem ser feitos numa cor condizente com a situação, cor-de-rosa para um novo amor ou um bebê, verde para atrair ou para intensificar o amor, azul para um relacionamento estável ou para a fidelidade, vermelho para a paixão e cor laranja para a fertilidade. Um bonequinho sem feições é tão eficiente quanto outro no qual foi bordado um rosto e costurado cabelos de lã. As flores e as ervas darão ao boneco mais vida e poder.

Você poderá fazer bonequinhos para representar a si mesma e a pessoa amada, ou um amor desconhecido que ainda não surgiu na sua vida, porém, é importante respeitar o livre-arbítrio dessa pessoa pedindo para que ela veja você com os olhos do amor, caso isso seja o melhor para ela — e para você também.

✦ Caso pense em confeccionar dois bonecos, comece com o bonequinho que representa você. Pouco antes do pôr-do-sol, recorte as silhuetas das formas de que você precisará (uma ou duas), usando o molde a seguir, ao mesmo tempo que as infunde com as suas esperanças para o futuro e pronuncia palavras de amor.

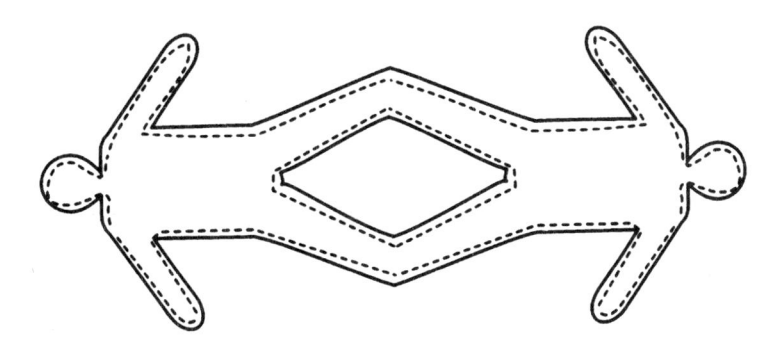

Molde para confecção de um boneco; as linhas tracejadas indicam onde ele deve ser costurado.

✦ Enquanto costura cada boneco, faça pedidos ou nomeie as qualidades que gostaria de encontrar no seu amado. Deixe uma abertura na cabeça do boneco para que possa recheá-lo com as ervas.

✦ Você pode consultar a lista de ervas e de flores que consta no fim deste livro para selecionar as qualidades que são importantes, por exemplo a orquídea para o amor espiritual, o lilás para a felicidade doméstica, a mimosa para o amor sensual, a hortelã para intensificar a paixão e a verbena para unir novamente os amantes depois de uma briga. Combine uma pequena quantidade de ervas para ver como elas se misturam. Acrescente às ervas algumas gotas de óleo essencial — alfazema, gerânio, ylang-ylang ou nerol — para perfumar o boneco (ou bonecos) ou misture ervas de aroma mais penetrante com pétalas de rosa, alfazema ou outras flores fragrantes que constem na lista. Você também poderá comprar um *pot-pourri* ou uma mescla de flores; as ervas e as flores secas são mais concentradas e, portanto, melhores do que as frescas para se utilizar nos bonequinhos (veja a seguir "Como Fazer um *Pot-pourri* de Amor").

✦ Quando o bonequinho estiver pronto, prepare as suas ervas ou flores, misturando-as numa tigela ou almofariz de cerâmica, e cantando — por exemplo, enquanto você faz uma boneca de proteção: *Baunilha, baunilha, que o nosso amor seja sempre verdadeiro*. Enquanto coloca as ervas dentro da boneca, diga: *Possam apenas o amor e a luz preencher essa imagem e aumentar o nosso amor — se isso for o melhor para nós*.

- Se você quiser, insira um quartzo rosa arredondado ou uma pedra-da-lua com formato de coração no lado esquerdo do bonequinho, enquanto o prepara.

- Finalmente, costure os pés, dizendo palavras como estas: *Imagem costurada com amor e esperança, transporte os meus pensamentos para a pessoa que me fará feliz e será feliz comigo.*

- Enquanto você desata os nove nós, nomeie-os de acordo com as nove forças mais importantes do seu relacionamento ou relacionamento em potencial, ou diga o seguinte:

Nó um para corações amantes,
Nó dois para momentos alegres,
Nó três para ternura na tristeza,
Nó quatro para generosidade,
Nó cinco para falar com honestidade,
Nó seis para paciência e tolerância,
Nó sete para risos compartilhados,
Nó oito para paixão,
Nó nove para que ele/ela seja meu/minha enquanto assim desejarmos.

- Quebre o fio com os dentes, evitando cortá-lo com metal, ou amarre qualquer linha solta após fazer o último nó.

- Se houver dois bonecos, amarre-os um de frente para o outro com uma fita ou linha vermelha e dê nove nós, dizendo:

Nove vezes amarro o meu amor com vermelho laço,
Unindo coração, alma e mente em cada nó que faço.

[*Nine times with red my love I bind,/Joined in heart and soul and mind.*]

Coloque os bonecos perto da sua cama durante o dia e debaixo do travesseiro à noite.

- Conserve os bonecos até que o seu propósito seja obtido ou que as ervas percam a sua fragrância. Neste caso, você poderá voltar a rechear os bonecos ou fazer outros novos.

Como Fazer um Pot-pourri de Amor

Seguindo o antigo costume, você poderá preparar porções de ervas e de flores do amor, não somente para rechear bonequinhos mas também para encher sachês de amor ou para encher tigelas com ervas e flores do amor, que poderá deixar ao redor da cama ou uma tigela para deixar sobre a escrivaninha onde você trabalha, para atrair ou conservar o amor.

Compre ou colha suas flores e ervas pouco antes do cair da noite, quando a Lua estiver começando a fase crescente. Como mencionei no último encantamento, se estiver muito ocupada, você poderá comprar um *pot-pourri* já pronto ou separar flores já secas para combiná-las numa mistura que tenha os significados que lhe convierem. Porém, não há nada mais tranqüilizador e estimulante do que ver todo o processo em curso, do princípio ao fim, pois, à medida que trabalha, você poderá impregnar cada estágio com as energias que emanam das suas emoções.

✦ Seque as folhas e as flores numa única camada sobre um pedaço de musselina, gaze de algodão ou qualquer material poroso semelhante estendido sobre uma grande base.

✦ Como o tempo de secagem varia de uma espécie para outra, reserve áreas separadas para cada uma delas ou tenha uma série de pequenas bases onde possa distribuí-las. Coloque as bases num lugar quente, seco e afastado da luz solar direta.

✦ Depois de secos, coloque os diferentes tipos de flores e de ervas em grandes recipientes com tampa. Depois de colocar cada espécie num recipiente diferente, salpique em cada recipiente onde houver flores cerca de meia colher de sopa de sal e acrescente rizoma de lírio florentino, usado em perfumaria, para preservá-las.

✦ Quando o recipiente estiver cheio, enrosque a tampa com força e guarde num lugar escuro durante cerca de três semanas. Rotule os recipientes com a data e o nome da flor ou da erva.

✦ Seque cascas de frutas cítricas no forno em fogo baixo, durante cerca de dez minutos, para que a mistura fique mais perfumada.

✦ As flores ideais para *pot-pourris* de amor são cravo, camomila, centáurea, jasmim, heliotrópio, madressilva, alfazema, lírio-do-vale, cravo rosado e rosas. Devido à sua delicadeza, tenho utilizado essas flores com muito sucesso em trabalhos de cura. Também pode-se usar folhas de ervas como manjericão, alfazema, erva-cidreira, manjerona, hortelã, alecrim, sálvia e tomilho. Agulhas de pinheiro e brotos de cedro são ideais para proteção psíquica. Finalmente, entre os condimentos apropriados para aumentar a virilidade e a fertilidade estão a pimenta, a canela, o cravo, o zimbro (frutos) e a noz-moscada, todos eles com poderes energizantes naturais.

✦ Combine ervas e flores ou crie fragrâncias florais e herbóreas separadas. Devido ao seu poder de coesão e conservação, os melhores fixadores são o olíbano em pó, a mirra, o rizoma de lírio-florentino, o sândalo ou algumas gotas de óleo essencial de sálvia ou de orégano.

✦ Experimente misturar as fragrâncias combinando algumas pétalas ou folhas de diferentes espécies e removendo aquelas cujo perfume se sobreponha aos outros ou que não combine com eles.

✦ Utilize 3 xícaras de flores e folhas secas para 2 colheres de sopa de condimento em pó, 6 gotas de óleo essencial para cada fragrância extra (por exemplo, alfazema, limão, laranja, nerol, gerânio ou rosa), 1 colher de sopa de pó fixador ou até 6 gotas de óleo fixador.

✦ Misture os ingredientes do *pot-pourri* com uma colher de madeira ou com os dedos e guarde-os em recipientes escuros e tampados, durante algumas semanas. Enquanto os separa, diga, como um mantra:

Ligados no amor, conforme queremos, ligados em pensamentos e em sonhos, seremos.
Muitos são os sonhos, poucas são as horas; se o amor é verdadeiro, ó tempo, aqui não moras.
Unam coração com coração, ó flores perfumadas; com estas ervas do amor nosso amor tem forças redobradas.

[*Bound in love, but willingly; bound in thougts, and dreams are we./ Dreams are many, hours are few; timeless though if love is true./Bond heart to heart, you fragrant flowers; these herbs of love, our love empowers.*]

Como Fazer Sachês de Ervas para o Amor

Os sachês de ervas podem ser presos com alfinetes numa peça do vestuário ou carregados numa bolsa ou no bolso. São muito fáceis de fazer e, na sua forma mais simples, nada mais são do que um pedaço de tecido ou um pequeno saquinho poroso no qual as ervas são carregadas.

✦ Confira às ervas escolhidas ou ao *pot-pourri* um poder suplementar fazendo com que escoem por entre os seus dedos, dentro de uma tigela de cerâmica ou de madeira, enquanto você repete como um mantra, por exemplo: *Alfazema, alfazema, traga-me amor*. Faça isso até que você possa sentir o poder dessas ervas emergindo.

✦ Use um quadrado de 10 cm^2 a 25 cm^2, dependendo da finalidade que você queira dar a ele: usar o sachê junto à roupa ou colocá-lo debaixo do travesseiro; para fazê-lo, utilize um tecido natural, tal como feltro, lã ou algodão, usando as mesmas associações de cor que você utilizou para os bonequinhos.

✦ Coloque no centro do quadrado cerca de uma colher de sopa de ervas e flores secas e moídas, ou o *pot-pourri* comprado pronto. Aumente essa quantidade conforme o tamanho do sachê.

✦ Amarre o material usando três nós consecutivos de um fio natural da mesma cor que o saquinho e imaginando que a sua energia e esperanças se liguem aos nós. Enquanto amarra o saquinho, visualize a si mesma ao lado do seu amor verdadeiro, depois que o seu desejo foi realizado.

✦ Carregue consigo o sachê até que ele perca a sua fragrância ou se for preciso muitos meses para que seu desejo se realize, substitua as ervas regularmente, abrindo o sachê e espalhando algumas ervas aos quatro ventos, queimando algumas outras, enterrando um outro tanto e dissolvendo o restante na água.

✦ Energize novas ervas e volte a encher o sachê.

Sachê de Vênus para Atrair o Amor e a Fidelidade

Se você souber costurar, poderá fazer um sachê com formato de coração e colocá-lo debaixo do seu travesseiro todas as noites.

✦ Utilize 3 partes de pétalas de rosa vermelha ou cor-de-rosa, 2 partes de urze, 1 parte de flores de sabugueiro, 1 parte de hidraste, 1 parte de poejo e 1 parte de verbena.

✦ Acrescente 2 gotas de óleo essencial de capim-limão e 2 gotas de óleo essencial de gerânio.

✦ Antes de selar o coração, acrescente um jade ou um cristal de quartzo rosa.

A Linguagem das Flores

A "linguagem das flores" foi popularizada nos tempos vitorianos, mas remonta a milhares de anos. Durante a época de Elisabeth I, da Inglaterra, os significados das flores apareceram em versos e em peças shakespearianas, cravos ou goivos por exemplo, eram símbolos de gentileza, as primaveras serviam para simbolizar conselhos sábios, os amores-perfeitos representavam pensamentos e as calêndulas, o amor entre os cônjuges.

Buquês de flores cheios de significado eram uma maneira segura e discreta de transmitir mensagens de amor, promessas ou ofertas, avisos ou instruções, mesmo entre pessoas que falavam línguas diferentes. Muitas das flores podem ser encontradas no mundo todo, mas nada impede que você use as flores nativas da sua região. Flores brancas em geral indicam inocência ou segredo; vermelho, amor ou paixão; e amarelo, advertências ou ciúme. Cores delicadas indicam emoções ou anseios mais amenos do que os matizes brilhantes. Flores primaveris refletem novas esperanças, flores de verão, paixões elevadas ou amor realizado, ao passo que flores de outono falam de afetos em declínio ou mais brandos. Uma flor com muitas pétalas representa uma emoção intensa enquanto uma flor pequena pode indicar incerteza. Uma flor de cabo longo fala de ambições elevadas ou de um anseio espiritual, ao passo que uma flor rasteira ou de caule vergado pode mostrar afeto, amizade ou incerteza.

Há muitas variações nos significados das flores, e às vezes as razões para as associações se perderam. As espécies listadas a seguir combinam vários sistemas com significados razoavelmente consistentes. Se certas flores têm um significado especial para você ou para alguém próximo, leve em conta a sua própria interpretação pessoal. É também perfeitamente possível enviar mensagens florais usando flores silvestres ou flores de jardim, flores de árvores ou até mesmo flores de seda.

Os Significados das Flores

Acácia: "Dou muito valor à nossa amizade."

Açafrão: "Você me faz sentir jovem novamente."

Alfazema: "Eu também te amo."

Amêndoa (flor da amendoeira): "Suas atenções não me agradam."

Amor-perfeito: "Lembre-se dos tempos felizes que passamos juntos."

Anêmona: "Espero vê-lo muito breve."

Azaléia: "Tenha cuidado para não sermos vistos juntos."

Begônia: "Precisamos esconder o nosso amor. Estamos sendo observados."

Boca-de-leão: "Você nada significa para mim agora."

Botão-de-ouro: "Tudo o que eu possuo eu partilharei com você."

Camélia: "Seja corajoso na adversidade."

Campânula: "Espero que você mude de idéia."

Candelária: "Encontre-me ao cair da noite."

Capim: "Aceito o modo como as coisas têm de ser."

Centáurea (escovinha): "Sou vulnerável, seja sensível para com meus sentimentos."

Cereja (flor da cerejeira): "Que o nosso amor possa crescer um pouco mais a cada dia."

Ciclame: "Protegerei você de todos os males."

Cravo (amarelo): "Você se mostrou indigno da minha afeição."

Cravo (branco): "Tenho carinho por você."

Cravo (cor-de-rosa): "Agradeço pelo seu sinal/mensagem. Foi bem-vindo."

Cravo (mesclado): "Não posso vê-lo novamente."

Cravo (vermelho): "Preciso vê-lo muito em breve. Não posso suportar a sua ausência."

Cravo-de-defunto: "O seu ciúme está destruindo nosso relacionamento."

Crisântemo (amarelo): "Meu coração pertence a outra pessoa."

Crisântemo (branco): "Nunca mentirei para você."

Crisântemo (marrom): "Vamos continuar amigos, mesmo que o amor tenha esmaecido."

Crisântemo (vermelho): "Eu te amo e te desejo."

Dália: "Seu humor inconstante me deixa sem saber como me aproximar de você."

Dente-de-leão: "O futuro nos pertence."

Flor-da-paixão (maracujá): "Somos almas gêmeas."

Galanto (fura-neve): "Pelo menos, temos um ao outro."

Gerânio (cor-de-rosa): "Por favor, esclareça as suas intenções."

Gerânio (escuro): "Estou triste."

Gerânio (vermelho): "Escolho você e nenhum outro."

Giesta/Tojo: "Meu único propósito é fazê-lo(a) feliz."

Girassol: "Você não pode comprar o meu amor."

Goivo: "Eu te amarei nos tempos de tristeza assim como nos tempos felizes."

Hibisco: "Sua natureza gentil só se compara à sua beleza."

Hortência: "Por que você mudou de idéia?"

Íris: "Preciso ver você em breve. Tenho uma mensagem que preciso lhe entregar."

Jacinto: "Lamento a nossa separação."

Jacinto-silvestre (campainha): "Serei fiel a você."

Jasmim (africano): "Vejo você nos meus sonhos."

Jasmim (americano): "Podemos estar separados, mas estamos juntos nos meus sonhos."

Jasmim (europeu): "Desejo você dia e noite."

Jasmim (indiano e asiático): "Nossos sonhos de ficar juntos se tornarão realidade."

Junco: "Seja mais sutil na sua maneira de abordar."

Junquilho: "Por favor, responda à minha pergunta."

Laranja (flor da laranjeira): "Procuro um compromisso permanente."

Lilás: "Você despertou novas emoções em mim."

Linho: "Sou grata(o) pela sua bondade."

Lírio: "Meu amor por você é espiritual."

Lírio-do-vale: "Tenho de ir embora, mas voltarei em breve."

Maçã (flor da macieira): "Você é linda e digna de respeito."

Madressilva: "Aceite este sinal do meu amor."

Malva-rosa: "Que o nosso amor possa dar frutos."

Malva-rosa (branca): "Quero ser bem-sucedido."

Margarida (de São Miguel Arcanjo): "É melhor não nos encontrarmos mais."

Margarida (do campo): "Você é o meu primeiro amor verdadeiro."

Margarida (dupla): "O seu amor é correspondido."

Mimosa: "Eu entendo os seus sentimentos."

Miosótis: "Não se esqueça do nosso amor."

Narciso: "Desculpe. Podemos tentar novamente?"

Onagra: "O seu amor não é somente para mim."

Ornitógalo: "Podemos esquecer as palavras duras que trocamos?"

Orquídea: "Ao meu lado, nada lhe faltará."

Orquídea Abelha: "Perdoa-me. Você entendeu mal as minhas palavras."

Papoula: "A vida será melhor amanhã."

Peônia: "Por favor, perdoe a minha insensibilidade."

Rosa (amarela): "Sou ciumenta."

Rosa (branca): "Nosso amor deve permanecer em segredo."

Rosa (Carolina): "Nossa ligação provocará a cólera em outras pessoas."

Rosa (cor-de-rosa): "Tenho medo de demonstrar meus sentimentos."

Rosas (no buquê de noiva): "Nosso amor durará para sempre."

Rosa (silvestre): "Eu te amo de longe."

Rosa (vermelha): "Eu te amo com todo o meu coração."

Samambaia: "Encontre-se comigo."

Trevo: "Que a sorte e a saúde lhe sorriam."

Tulipa (amarela): "Você não se importa nem um pouco comigo?"

Tulipa (cores mescladas): "Os seus olhos cativaram a minha alma."

Tulipa (vermelha): "Quero dizer ao mundo o quanto eu te amo."

Verbena: "Você jogou um feitiço em mim."

Violeta: "Não trairei a sua confiança."

Ylang-Ylang: "Estou radiante de alegria."

O Uso da Linguagem das Flores

Você pode começar enviando um ramalhete de uma única espécie de flor, ou mesmo uma única flor — por exemplo, narcisos (arrependimento) depois de um desentendimento; ou lírios-do-vale, se você precisa se afastar da pessoa amada. Um único ramo de ciclame será uma promessa: "Protegerei você de todos os males", ao passo que uma íris comunicará: "Preciso ver você em breve." De início, você poderá incluir uma pequena nota reafirmando o sentimento da flor em particular ou então telefonar logo depois que as flores forem recebidas. Após algum tempo, você poderá ensinar a linguagem das flores aos amigos íntimos e pessoas queridas, e poderá até mesmo criar com eles uma linguagem cujos significados todos entendam e que corresponda à flora local (o que será útil se o relacionamento for secreto).

Uma outra alternativa seria oferecer um vaso de flores transmitindo o que você quer dizer ao seu amor. Nesse caso, sente-se à luz do sol e segure cada uma delas por vez, enquanto transmite sua mensagem. Você não precisa enviar mensagens complicadas; duas ou três espécies de flores são suficientes para expressar toda uma gama de sentimentos. É melhor você mesma comprar as flores e fazer o seu próprio buquê, pois as floriculturas podem substituir por outras as espécies de flores ou as cores que você pediu.

Até mesmo os namorados sem muitos recursos podem enviar mensagens. Margaridas, dentes-de-leão ou botões-de-ouro atados com fita transmitirão: "Você é o meu primeiro amor e o seu amor é correspondido, o futuro nos pertence e o que é meu é seu."

Variações Sazonais

O mundo moderno tem favorecido o uso da linguagem das flores. Com o avanço nas comunicações e no cultivo de flores em estufas, muitas são encontradas durante um período mais longo do que o das estações em que vicejam naturalmente. Isso permite que se combinem flores de estações diferentes e se encontrem flores tropicais durante o ano todo, até mesmo nas regiões de clima mais frio. A alfazema crescia outrora principalmente nas regiões montanhosas perto do Mediterrâneo, mas hoje cresce naturalmente em quase todas as partes do mundo.

O Modo de Oferecer Flores

A maneira como uma flor é oferecida também pode ocultar toda uma gama de significados. As rosas são as flores mais comumente usadas para esse propósito, embora qualquer flor cujo caule tenha espinhos ou folhas possa ser utilizada.

Uma rosa solitária com um caule sem espinhos representa esperanças e intenções positivas. Um botão de rosa cercado de espinhos e folhas, oferecido na posição vertical, transmite incerteza quanto ao amor ser ou não correspondido. Se a pessoa que o recebe inverte a posição do botão de rosa e o devolve, ela está igualmente incerta, mas não rejeita inteiramente a proposta. Se, em vez disso, ela remover os espinhos e devolver o botão de rosa na posição vertical, estará dizendo que existe um sentimento verdadeiro. No entanto, se as folhas forem removidas e os espinhos permanecerem, não há esperança de que esse amor prospere.

Encontros Secretos

Mesmo que o amor não tenha de ser mantido em segredo, pode ser divertido transmitir mensagens para um namorado que ninguém mais conhece, usando símbolos florais que só vocês entendem. A rosa branca é sinal de segredo e de confidência e, portanto, se você ofertar uma rosa branca, a pessoa que a receber saberá que você quer manter o encontro em segredo.

Há várias maneiras de transmitir recados a respeito da data e do horário do encontro, mas a simplicidade evita possíveis enganos. "Encontre-me" ou "não me encontre" podem ser transmitidos por uma íris ou por uma samambaia ou outra planta cujos talos longos possam ser cortados. A primeira samambaia oferecida deve estar na posição vertical ou de ponta cabeça, o que indica que o encontro ocorrerá ou não. O restante das samambaias deverá estar em posição vertical. O número de ramos de samambaia (incluindo a primeira) deve corresponder ao número de dias que ainda faltam para o encontro. Uma samambaia significaria que o encontro se daria no mesmo dia; duas, no dia seguinte e assim por diante, ao longo dos dias da semana.

QUATRO

Sonhos de Amor

Coloque debaixo do travesseiro um livro de preces preso com laço de fita escarlate e branca e aberto na página do serviço de casamento, com um broto de murta na página que diz: "Com este anel eu te uno em casamento." Você receberá a promessa de um sonho do seu próprio casamento e conhecerá a identidade do noivo.

O melhor dia para a prática deste ritual é uma quarta-feira ou um sábado.

Se, antes de ir para a cama, um homem colocar um pedaço de madeira num copo de água ou numa pequena tigela, ele sonhará que cai de uma ponte diretamente num rio. A pessoa que o resgatar, qualquer que seja ela, será o seu amor.

Um ritual de amor para o Halloween

Suba uma escada de costas e comendo um bolo de Natal; coloque os farelos debaixo do travesseiro. Você sonhará com o seu verdadeiro amor.

Eis uma seleção de encantamentos de amor tradicionais cujas origens são incertas, pois foram transmitidos por tradição oral.
Os sonhos não são apenas um ótimo caminho para se chegar ao inconsciente, como Freud sugeriu; são também o caminho trilhado, ao longo dos séculos, pelos enamorados e pretendentes para chegar ao plano dos sonhos, no qual as barreiras do tempo e do espaço não existem. Além de tentar adivinhar a identidade de um futuro amor por meio de numerosos rituais como aqueles descritos anteriormente, os casais também mencionam sonhos vívidos nos quais eles se encontram no plano astral ou no

plano dos sonhos e juntos partilham vidas passadas ou visitam terras estranhas. Na manhã seguinte, fazem relatos sobre paisagens oníricas muito semelhantes. Fantasia ou realidade?

Embora os mecanismos dos sonhos sejam bem documentados, a natureza precisa dos sonhos permanece um mistério; no entanto, muitos pesquisadores têm concluído que o estado onírico é o domínio no qual ocorrem as verdadeiras viagens astrais ou fora do corpo, que afastam o amor do aqui e agora e o levam rumo ao reino do espírito.

Incubação de Sonhos

Uma explicação para os sonhos proféticos, que adivinham um futuro amor — e que também são um método para induzir sonhos compartilhados entre parceiros — é a tradição da incubação de sonhos. Trata-se da indução de sonhos focalizados, significativos, por meio de uma série de passos ordenados que levam da percepção consciente a um estado onírico em que as perguntas podem ser respondidas e as possibilidades futuras vislumbradas. Encantamentos oníricos tradicionais praticados nas regiões rurais e oferecidos em rituais simples, em determinadas épocas do ano, constituíam um meio de incubar sonhos significativos para um propósito específico, em geral para identificar um futuro companheiro. Ao longo dos séculos, as ações se acumularam das esperanças de todos os que buscavam adivinhar alegrias futuras.

Um estado de vigília mesmérico semelhante, destinado a despertar visões do duplo etérico ou espiritual de um amor futuro, era induzido com o ato de pentear ou escovar ritmicamente os cabelos na frente de um espelho, e essa é uma característica de muitos dos rituais de adivinhação amorosa, alguns dos quais eu descrevo no capítulo "Adivinhações de Amor". O hábito, hoje quase esquecido, de escovar cem vezes os cabelos antes de ir para a cama diminuía a atividade da mente consciente e, desse modo, facilitava a transição para o sono, criando também um prelúdio para a incubação de sonhos. Uma penteadeira arrumada com um *pomander*, caixinha perfurada e cheia de substâncias aromáticas, um espelho de mão e uma escova eram comuns até mesmo na década de 1950, e foi uma grande tristeza na minha vida o fato de eu não ter possuído uma delas, embora ela talvez não produzisse o efeito desejado: converter-me de uma bochechuda colegial urbana numa princesa de contos de fadas, de cabelos loiros e encaracolados.

A incubação de sonhos foi praticada pela primeira vez pelos antigos egípcios e gregos, e os templos de Esculápio, no mundo clássico, estavam situados junto a fontes e a nascentes sagradas. Esculápio foi um agente de cura que viveu durante o século XI a.C. e foi posteriormente cultuado como um deus. Esses santuários eram dedicados à cura, e os sonhos constituíam o principal veículo para assegurar o alívio ou a cura de doenças e de aflições de todos os tipos, inclusive a infertilidade e a impotência.

O amor também estava sob os auspícios desses centros de sonhos, e durante séculos as jovens camponesas visitaram fontes sagradas para sonhar com um futuro marido. Um caso registrado é o de uma jovem criada vitoriana que morava em Selby, Yorkshire. Ela visitou a Fairy's Pin Well (Fonte do Alfinete da Fada), assim chamado devido ao costume de se jogar alfinetes na água como oferendas, de início para a deusa e posteriormente para o santo ou espírito da fonte. Muitas das fontes de deusas que não foram cristianizadas tornaram-se conhecidas como fontes de fadas, especialmente aquelas que tinham fortes ligações celtas. A garota bebeu da água da fonte, pedindo à fada para que lhe concedesse um sonho com o homem com quem se casaria. Como a tradição exigia, ela adormeceu junto à fonte. E, em sonho, um dos seus pretendentes, vestindo um elegante traje de casamento, entregou a ela uma aliança. E foi então levada à terra dos elfos, para festejar e participar de um banquete com seu amado.

Como Incubar um Sonho para Resolver Questões de Relacionamento

Pode ser que você não esteja tão interessada em fazer visitas a reinos de fadas para decidir, entre vários pretendentes, qual deles deverá aceitar mas prefira, em vez disso, solucionar um dilema relacionado a um relacionamento que já tenha ou tomar uma decisão que beneficie tanto você quanto seu companheiro. A incubação de sonhos é especialmente útil nos casos em que a pessoa não consegue encontrar uma solução para o problema, pois o mundo dos sonhos pode ampliar as possibilidades e, muitas vezes, oferecer uma solução inspiradora.

O primeiro estágio da incubação de sonhos consiste em se concentrar na pergunta-chave. Se você quiser se encontrar com o seu amado no plano dos sonhos para, juntos, resolverem esse assunto, peça a ele para realizar o ritual na mesma hora em que você o realizará ou, então, caso morem juntos, para fazer com você os rituais que antecedem o sono.

Mas a incubação de sonhos não deixará de ser eficaz se você preferir fazer tudo sozinha. Na verdade, se o seu companheiro for cético ou se tiver dúvidas a respeito dos domínios inconscientes, é melhor que você aja sozinha até adquirir confiança. Depois de algumas sessões, talvez seu companheiro relate um sonho vívido no qual esteve com você, e descreva até mesmo a paisagem que você viu no seu sonho.

✦ Faça mentalmente uma lista dos sentimentos que você tem acerca da possibilidade de confrontar o assunto e das possíveis conseqüências desse confronto. Depois sintetize esse assunto em algumas palavras ou numa breve sentença que constituirá a parte central do sonho. Anote isso numa folha de papel. Se o seu parceiro não estiver presente, segure uma fotografia dele ou um presente que ele tenha lhe dado e desperte a lembrança de sua voz, do seu perfume e do seu toque.

✦ Repita mentalmente a pergunta ou a sentença que resume o assunto como se fosse uma cantilena, reduzindo gradualmente o compasso e respirando mais tranqüila e lentamente.

✦ Coloque o papel com as anotações ou a fotografia debaixo do travesseiro; para potencializar os efeitos, coloque-os numa fenda ou bolso de um travesseiro recheado com alfazema ou lúpulo, o qual você pode confeccionar ou comprar pronto.

✦ Crie um ritual para marcar o início e o fim do tempo do sonho. Por exemplo, alguns nativos do Havaí bebem meio copo de água para marcar o ingresso no estado onírico, ao mesmo tempo que expressam em voz alta o que desejam saber por meio do sonho. Em seguida deixam o restante da água nas proximidades. Ao acordar, eles dizem: "Ao beber mais uma vez, eu me lembro do meu sonho."

✦ Enquanto tenta dormir, repita mentalmente a sua pergunta ou o nome do seu amado, em silêncio, como uma cantilena, reduzindo gradualmente o compasso e respirando mais lenta e suavemente até cair no sono.

✦ Algumas pessoas seguram o travesseiro enquanto mergulham no sono, colocando-o bem debaixo da cabeça um pouco antes de adormecer.

✦ Seu sonho incubado poderá despertá-lo durante a noite. Mantenha uma caneta e o seu caderno de anotações junto à cama e, ao despertar, anote fragmentos de sonho, de emoções ou de frases que lhe ocorram.

✦ Nessa etapa, não analise o seu sonho. Reserve alguns minutos de tranqüilidade durante o dia e repasse mentalmente esses fragmentos, deixando que adquiram significado espontaneamente — talvez você se lembre de uma resposta ou de uma ação, ou então um símbolo onírico poderá se tornar instantaneamente claro. No final deste capítulo, eu enumerei uma série de símbolos oníricos relacionados ao amor. Mesmo que você ou o seu amado não tenham o mesmo sonho, o fato de conversarem a respeito dos sonhos que você teve poderá abrir canais para uma comunicação significativa.

✦ Não incube sonhos mais de uma vez por semana, pois trata-se de um processo muito intenso. Você precisará de tempo para captar com precisão as mensagens transmitidas por meio dos sonhos.

O Amor e os Sonhos Lúcidos

O sonho lúcido pode ser definido como sonhar e ao mesmo tempo saber que se está sonhando. A lucidez começa geralmente no meio do sonho, quando a pessoa percebe que a experiência não está acontecendo na realidade física, mas em sonho. No entanto, depois que essa lucidez no estado onírico tiver sido suficientemente desenvolvida, você poderá explorar e controlar seus sonhos, sabendo que tudo o que acontece no sonho está ocorrendo em sua mente, que não existe um perigo real e que você está dormindo na cama e despertará dentro de pouco tempo. Isso poderá então levá-lo à etapa seguinte: usar os sonhos criativamente, conversar com a pessoa que ama, transformar cenários negativos e, graças a interações bem-sucedidas em sonhos, aumentar a sua confiança para travar e desenvolver relacionamentos amorosos de outras maneiras, o que possibilitará relações mais positivas no mundo real. Depois que você conseguir ter sonhos lúcidos, o encontro com seu amado no plano astral se tornará muito mais fácil, e a incubação de sonhos também poderá se tornar muito mais objetiva.

Se tanto você quanto o seu amado têm sonhos lúcidos, vocês poderão interagir de modo profundo e significativo em sonhos partilhados, o que contribuirá para melhorar a comunicação e a telepatia entre vocês no dia-a-dia. Se a comunicação diária é difícil ou se forem obrigados a ficar longe um do outro várias noites seguidas, vocês poderão conversar sem receio durante os sonhos e, à medida que conseguirem controlar a interação, poderão resolver conflitos mais facilmente, mesmo que um dos dois não consiga se lembrar perfeitamente do sonho no dia seguinte. Nos sonhos, vocês poderão fazer perguntas e receber respostas verdadeiras. Também poderão se comunicar mesmo estando a centenas de quilômetros um do outro, fazer amor e passar um tempo juntos na paisagem onírica em que combinaram se encontrar.

Como Estimular Sonhos Lúcidos

Podem ser necessários meses de paciência antes que você consiga encontrar seu amado num sonho lúcido. Porém, cada lembrança que compartilharem, por mais efêmera que seja, abrirá os canais de comunicação entre vocês. Se o seu amado estiver relutante em fazer experimentos com sonhos lúcidos, saiba que essa é uma técnica que você poderá praticar sozinha com bastante sucesso. Além disso, ela possibilita interações entre vocês no plano dos sonhos, o que a deixará mais serena e menos propensa a confrontos na vida real.

- Se você quiser partilhar de um sonho lúcido com seu amado, escolham juntos um símbolo e criem juntos uma paisagem onírica. Isso poderá fazer maravilhas por uma vida sexual desvitalizada e deixar uma vida ativa ainda melhor.

- Antes de ir dormir, concentre-se na sua intenção de saber que você estará sonhando, durante o seu próximo sonho significativo.

- Se estiver praticando esse método sozinha, visualize a si mesma num sonho excitante ou emocionante com seu parceiro atual ou futuro, ou mesmo com um amor do passado, caso haja chances de vocês reatarem. Mesmo que isso não pareça possível, o sonho lúcido poderá ajudá-la a amarrar pontas soltas, dando a esse caso um final feliz, embora isso possa significar uma mudança para outra etapa da vida ou do relacionamento, muito mais excitante ou satisfatória.

- Crie um símbolo onírico ao fazer essa visualização, alguma coisa que não aconteceria facilmente no mundo cotidiano, por exemplo, um animal falante, uma flor de cores brilhantes ou a sensação de voar.

- Assim que visualizar esse símbolo, diga em voz alta: "Quando este símbolo aparecer, eu saberei que estou sonhando", e prossiga com o cenário.

✦ Evoque mentalmente o símbolo duas ou três vezes, repetindo a cada vez: "Quando este símbolo aparecer, eu me lembrarei de que estou sonhando."

Deixe-se cair no sono, mas mantenha em seus pensamentos a intenção de saber que está sonhando e a imagem do seu símbolo onírico, de modo que estas sejam as últimas coisas que restem na sua mente antes de adormecer. Se você e seu parceiro estiverem tentando ter um sonho lúcido na mesma noite, vocês poderão voltar a sentir a alegria da experiência tentando lembrar juntos os fragmentos do sonho. Assim como na incubação de sonhos, convém induzir a intervenção onírica, sob qualquer forma, somente uma vez por semana, pois isso garantirá um sono realmente repousante. Se você estiver praticando com um companheiro, a tendência é que tenham sonhos bons um com o outro, mesmo em sonhos espontâneos, e, à medida que a capacidade de ter sonhos lúcidos aumentar, você poderá transformar quaisquer cenários negativos que ocorram em seus sonhos.

Como Manter um Diário de Sonhos de Amor

Sempre use um diário ao fazer qualquer trabalho com sonhos; se você estiver atravessando um período marcante num relacionamento, passando por tempos difíceis, ou se estiver sozinha e quiser alguém para amar, a prática de anotar seus sonhos não somente ajudará na incubação dos sonhos e nos sonhos lúcidos, nos quais é importante que você se lembre dos sonhos, como também poderá ajudá-la a entender os seus próprios sentimentos, desejos e anseios ocultos.

✦ Nunca deixe de anotar a data ao registrar quaisquer acontecimentos significativos que estiverem ocorrendo em sua vida por ocasião do sonho. Isso será útil quando você precisar analisar os seus sonhos e identificar padrões e imagens recorrentes.

✦ Intitule seus sonhos, classificando-os por categoria e acrescente frases significativas ou palavras-chave, de modo que você possa identificar padrões de sonhos e de acontecimentos. Isso formará uma base para a criação do seu próprio sistema de símbolos oníricos.

✦ Anote a localização de cada sonho, sua importância para você e as emoções que ele despertou. Se o sonho tiver como cenário um lugar que você freqüentou no passado, ele poderá ter importância especial para a sua situação presente. Talvez seja uma reprise de uma situação antiga que exija resolução para que você possa seguir em frente.

✦ Além disso, anote qualquer imagem recorrente e seus significados para você.

Os símbolos oníricos a seguir têm significado sexual ou emocional. Naturalmente, você também sonhará com questões relacionadas a dinheiro, ao passado, ao futuro, à carreira, à família, aos amigos e a toda uma gama de assuntos, e esses símbolos poderão ter significados mais genéricos (veja o meu livro *Complete Guide to Psychic Development* [Piatkus, 1997] para mais informações a respeito de símbolos oníricos). Devido ao fato de que os sonhos atuam fora de parâmetros como tempo/espaço, eles podem ser premonitórios. Esses sonhos, no entanto, não pressupõem a existência de um destino preestabelecido. Mas indicam oportunidades que se tornarão mais prováveis se você ficar atento às sugestões dos sonhos, por exemplo, para expressar sentimentos de amor mesmo correndo o risco de ser rejeitada, ou para se manifestar livremente, ou ainda, para ampliar os seus horizontes. Essas interpretações constituem apenas uma base para o seu próprio simbolismo, e você poderá fazer a sua lista pessoal de símbolos.

O Simbolismo dos Sonhos de Amor

Abandono
Se você é abandonada, seja por um amante, por um ex-companheiro ou, talvez, pelos seus pais, caso você seja uma criança no sonho, você precisará examinar os sentimentos de insegurança que rondam o seu isolamento ou o seu relacionamento atual. Seus medos são reais ou estão arraigados no passado? Se é você quem abandona outra pessoa, você poderá estar expressando o sentimento de estar sufocada, sentimento este que, talvez, não tenha percebido antes.

Abelhas
Excelente se você quiser ficar grávida, pois as abelhas constituem um símbolo arquetípico do aspecto fertilidade da Deusa Mãe. As abelhas também representam a comunicação em assuntos familiares, pressagiando relacionamentos ricos e harmoniosos, e talvez gravidez ou casamentos na família

num futuro próximo, que ainda não foram anunciados, mas que a sua psique captou num nível muito profundo. Fique alerta para uma figura matriarcal de língua afiada.

Afogamento
O afogamento pode sugerir medo de ser oprimido por emoções ou de não conseguir corresponder às expectativas, numa época em que você está apresentando ao mundo uma face alegre e competente. Se é uma criança que está se afogando, isso representa um medo crescente de que você não consiga proteger um companheiro vulnerável ou uma criança. Se possível, converse sobre os seus medos e as suas responsabilidades com o companheiro ou com uma pessoa próxima.

Amor/Pessoa Amada
Se você não estiver apaixonada no momento, o sonho indica que você é receptiva ao amor e logo encontrará alguém que, se for incentivado, poderá ser um novo amor. Você poderá perceber que uma pessoa passa a se destacar das outras, literalmente o homem ou a garota dos seus sonhos. Esses sonhos podem ser freqüentes especialmente na época das antigas festas. Se você sonhar com o seu parceiro atual ou se ele sonhar com você, isso pode ser um sinal de que existem assuntos sobre os quais você não pode conversar — tente as técnicas de sonho lúcido para um encontro no plano astral. Sonhos nos quais o seu amante é infiel poderão indicar que o seu relacionamento precisa de atenção e de um pouco de vigilância, enquanto que sonhar com um amor do passado pode indicar que falta romance ou paixão no seu relacionamento atual.

Arco-íris
O arco-íris é uma imagem arquetípica de novos começos, de alegria depois de tristeza, como a luz do Sol depois da chuva. É considerado um presságio auspicioso, pois prognostica a realização de sonhos e de anseios realistas e a reconciliação depois de uma ruptura ou de uma briga.

Assassino
Se alguém estiver espreitando você, convém procurar conhecer a identidade do inimigo na sua vida real, talvez um rival no amor ou um membro da

família que esteja causando problemas, talvez sem que você perceba. Se você estiver matando alguém, talvez seja sinal de que existe alguma coisa no seu passado que você está ansioso para esquecer.

Ator
Se você estiver atuando numa peça teatral, você poderá se sentir ofuscado por um companheiro ou por uma relação, e precisará se expressar de maneira mais veemente e se certificar de que suas qualidades sejam reconhecidas. Se você esquece suas falas ao representar pode estar preocupado com a possibilidade de outras pessoas descobrirem suas deficiências.

Barcos/Balsas de Travessia
Viagens, mudanças nas circunstâncias ou na paisagem podem indicar a necessidade de passar algum tempo com a pessoa amada longe da sua rotina diária, ou até mesmo de ficar sozinho por algum tempo. Perder uma balsa pode indicar pressão e medo das conseqüências caso diminua o seu ritmo.

Borboleta
Símbolo arquetípico de renascimento e de regeneração, talvez o despertar de sentimentos e da confiança depois de uma traição, os quais não foram reconhecidos num nível consciente. Num sentido positivo, isso representa a necessidade de reconhecer a felicidade que se tem, sem tentar impor condições ou se preocupar com o amanhã. Uma borboleta aprisionada, dilacerada ou prestes a morrer pode representar um apego obstinado a uma situação que muda rapidamente.

Brigas/Discussões
Se, no sonho, você vence uma disputa com alguém próximo, isso pode indicar que você superará um período de estagnação ou ressentimentos passados que obstruem o caminho que leva ao amor ou à felicidade. Perder uma briga ou ficar transtornado é uma indicação das próprias incertezas a respeito de valores ou de opiniões que você sustenta, ou então podem indicar a vontade de discordar de alguém importante para você, mas cuja raiva ou desdém recairiam sobre você (é o que você teme) se você assim se manifestasse no mundo real.

Cavaleiro
Um cavaleiro trajando uma armadura brilhante pode significar que você está procurando uma solução mágica ou uma pessoa ideal para transformar a sua vida. No entanto, se você cavalga na garupa do cavaleiro, isso talvez signifique que você conhece alguém que, embora seja menos glamuroso que a sua figura onírica, lhe ofereceria conforto e confiança se você deixasse cair suas defesas.

Cavalo
Símbolo de poder, quer você seja o cavalo ou o cavaleiro, especialmente do sexo masculino. A visão de cavalos em disparada ou de um cavalo fora de controle, arrastando você (o cavaleiro), podem sugerir que você tem medo das emoções ou da sexualidade intensa que está vivenciando, ou que você está se precipitando ao se entregar sexualmente a alguém sem estar preparada para isso.

Caverna
Símbolo arquetípico do útero, representando gestação, gravidez e nascimento, e, por isso, é um símbolo excelente para todas as mulheres que querem ter um bebê. Pode também representar a sexualidade oculta de uma mulher. Se a caverna é claustrofóbica, um homem pode estar com medo de ser subjugado por uma companheira poderosa ou pela própria mãe.

Chave
Esse símbolo onírico poderá aparecer se você estiver prestes a travar um relacionamento sexual, especialmente se for pela primeira vez. A chave de uma casa pode expressar um anseio inconsciente de assumir um compromisso, o que pode parecer surpreendente se você sempre viu a si mesma como uma pessoa sem amarras e livre de fantasias.

Chuva
Poderoso símbolo da fertilidade e da potência masculina em muitas culturas e eras, por exemplo nos ritos sexuais sagrados de Kunapipi, a Deusa Terra na cultura aborígine australiana, que anuncia a estação das monções. Chuva persistente, um dilúvio ou chuva que prejudica um aconteci-

mento ao ar livre sugerem a dissipação de energia e da fertilidade, também pode ser um indício de que você está se sentindo sobrecarregada com as emoções de outras pessoas ou com as suas próprias aflições secretas.

Cigano

Símbolo da necessidade ou do anseio de se libertar de restrições desnecessárias, quer provenham de um relacionamento sufocante ou de responsabilidades excessivas relativas ao ambiente doméstico, ao seu patrimônio ou à sua carreira, e que atrapalham os seus momentos de lazer ao lado da pessoa amada. A família pode estar pressionando-a a seguir um caminho convencional que não seja do seu agrado.

Colheita

Símbolo da fertilidade e uma indicação de que o relacionamento atual se desenvolverá se for cultivado. Para a pessoa descompromissada, sonhos recorrentes com colheitas podem sugerir que o amor virá no outono, mas que agora é tempo de começar novas atividades ou de ampliar o seu círculo social.

Comer/Alimentos

Se o ato de comer for prazeroso (por exemplo, se você estiver num banquete), isso é um sinal de que você está se sentindo à vontade com o seu próprio corpo e com os seus instintos básicos; comer representa todas as formas de prazer sensual. Se você se sente culpado ou se outras pessoas dizem que você está comendo demais, você poderá estar se sentindo privado de afeto físico ou de sexo, no mundo real. Se você está pagando pelo alimento ou se não tem dinheiro suficiente para comprá-lo, você talvez esteja tentando pagar um preço alto demais pelo amor ou por uma amizade.

Corpo/Nudez

Se você estiver nua numa situação em que o seu corpo descoberto lhe dá orgulho e prazer, fazendo amor ou nadando por exemplo, o sonho confirmará que a pessoa interior verdadeira está em harmonia com a imagem exterior e que você não tem medo de mostrar o que você realmente é ou de expressar suas necessidades emocionais e sexuais. No entanto, se você se encontra nua num lugar público ou no trabalho e sente vergonha do seu corpo, ou se está ciente de que um amante olha para o seu corpo de maneira crítica, sua auto-estima pode ter sido abalada e você teme revelar quem você realmente é, física ou emocionalmente, por medo do ridículo ou da rejeição. Lembre-se: o problema pode estar com o companheiro ou com outra pessoa que a faça se sentir dessa maneira.

Crianças
Se você é a criança, talvez esteja querendo se livrar de algumas das suas atuais responsabilidades e ser livre novamente, ou pode estar se vendo forçada a desempenhar o papel de mãe num relacionamento. Se você sonha com um filho criança e quer ter um, você poderá estar preparando o caminho para se tornar mãe; esse sonho poderá acontecer até mesmo na noite em que essa criança foi concebida. Algumas pessoas acreditam que são visitadas pela essência ou pelo espírito de um futuro filho. Se você perde um filho em seu sonho, seja ele o seu filho de fato ou uma criança desconhecida, você poderá estar ansiosa com o fato de que assumiu responsabilidades, num relacionamento, com as quais não pode arcar. Se a criança é ferida, isso poderá indicar velhas mágoas emocionais que não foram curadas.

Demônios/Diabo
Pode haver uma negatividade subjacente ao relacionamento, a qual precisa ser eliminada de modo positivo, ou poderá haver uma culpa relacionada a uma possível infidelidade que, se concretizada, poderá ameaçar o relacionamento. Em qualquer caso, é melhor enfrentar os demônios à luz do dia e tomar uma decisão racional do que ser impulsiva.

Deus/Deusa
Sonhar com um deus ou com uma deusa indica que você está lutando pela perfeição e procurando um amor ideal que poderá levá-la a perder oportunidades. Talvez você ache difícil aceitar as imperfeições de um companheiro em potencial. Esse sonho também pode indicar que o anseio para se comunicar e para ser entendida no nível mais profundo não está sendo satisfeito nas atuais circunstâncias ou nos seus relacionamentos.

Dragões
Símbolo arquetípico, especialmente na tradição oriental, de poder celestial doador de vida. Está portanto associado com a virilidade masculina e com

a paixão. Se o dragão solta fogo pelas narinas e é destrutivo, o poder pode ser um problema no relacionamento, e precisa ser equilibrado, em vez de ser expresso de maneira violenta. A frustração sexual também poderá ser um problema.

Espelhos
Usados em muitos encantamentos de amor para revelar a identidade do ser amado, nos sonhos os espelhos estão relacionados com a realidade e com a ilusão, e podem aparecer quando muitas coisas foram prometidas num relacionamento, mas poucas foram concretizadas. Um espelho quebrado ou um espelho que reflita imagens repugnantes expressa temores de que o eu verdadeiro tenha sido distorcido ou até mesmo desaparecido; indica também o medo de envelhecer e de perder a beleza.

Estrelas
Símbolo eterno dos enamorados e dos pretendentes, as estrelas podem fazer parte de um sonho astral ou representar um relacionamento, presente ou futuro, com uma alma gêmea.

Férias
Sonhar com romances que acontecem durante as férias pode ser uma indicação de que a pessoa, caso não tenha compromisso, esteja se sentindo frustrada com a situação atual, e que deveria aproveitar todas as oportunidades para visitar novos lugares e encontrar pessoas diferentes. Se sonhar que está de férias com o companheiro, convém tirar uns dias para descanso ou passar um dia longe da rotina, pois isso pode indicar que vocês dois estão se sentindo pressionados em casa ou no trabalho e se distanciando.

Flores
As flores, especialmente as rosas, são o símbolo supremo do amor e do romance, e por isso a imagem de caminhar por um jardim florido, mesmo que você esteja sozinha, indica que você logo encontrará alguém especial, caso esteja sozinha, pois as suas antenas psíquicas estão fazendo hora extra. A busca pelo que é belo e a recusa de se contentar com pouco são outro significado dos sonhos com flores. Um buquê indica que você pode ter um admirador oculto.

Floresta/Selva
Outra imagem arquetípica encontrada nos mitos e nos contos de fadas é o terreno pelo qual o herói ou heroína precisa passar. A floresta representa a natureza indomável e os instintos naturais e, por isso, se você estiver sozinha, precisará criar coragem e talvez tomar a iniciativa num relacionamento em potencial, ou dar um passo em direção ao desconhecido em outro aspecto de sua vida. Se sua roupa se enroscar nos espinhos de algum arbusto ou num aglomerado de galhos, você pode estar se sentindo aprisionada pela raiva ou pelo ciúme do companheiro.

Flutuar
Representa felicidade e harmonia sexuais; se você flutua com um companheiro, significa cumplicidade em muitos níveis. Mulheres grávidas, com freqüência, têm sonhos em que flutuam, uma vez que estão ligadas ao filho que ainda não nasceu. Se você estiver flutuando num espaço vazio, isso poderá refletir uma sensação de isolamento e de falta de propósito.

Fonte
Outro símbolo da Deusa Mãe, associado com a fertilidade, a virilidade, o nascimento e o fluxo livre das emoções. Se a fonte secou, seu relacionamento talvez precise de um vigor renovado. Caso ele tenha drenado seus sentimentos, você talvez precise ir em busca de outra fonte de inspiração. Assim como a nascente, a fonte ou a piscina natural são um símbolo arquetípico da vida, da saúde e da fertilidade, além de ser uma passagem para o útero da Deusa Mãe. Você poderá precisar curar as mágoas de alguém próximo ou assumir um papel maternal num relacionamento, mas esse papel será muito gratificante.

Gigante
Outro símbolo oriundo de mitos e de contos de fadas, o gigante pode representar um desejo impossível ou um obstáculo intransponível no caminho do amor ou do relacionamento, em geral quando as influências externas estão se tornando excessivas. Porém, o poder do gigante pode realmente mover montanhas; outro símbolo da virilidade masculina.

Ímã
Indica uma forte atração, seja ela por uma pessoa ou por um determinado curso de ação, que, reconhecidos, trarão felicidade. Uma interpretação mais

negativa é o sentimento de que você está sendo arrastada contra a sua vontade para uma situação destrutiva ou renitente que poderá resultar em desastre.

Íncubo (masculino) e Súcubo (feminino)
Sonhos nos quais você é pressionado ou atacado sexualmente por um demônio do sexo oposto ocorrem, em geral, no fim da adolescência, e prosseguem até os trinta e poucos anos, sendo mais comuns em mulheres. Esses sonhos podem indicar uma sensação de impotência e a percepção de um lado mais negro da vida, e não um ataque de espíritos, embora, em anos recentes, pesquisas tenham associado esses sonhos com a idéia de contatos/abduções alienígenas, com o propósito de se criar crianças híbridas. De qualquer maneira, esses sonhos refletem, em geral, assédios sexuais desagradáveis.

Infidelidade
Se você estiver desfrutando de uma relação ilícita num sonho, isso poderá ser a simples satisfação de uma fantasia, especialmente se o amante do sonho for famoso ou exótico; talvez você esteja trabalhando questões relacionadas à inibição sexual que, se resolvidas, poderão levar a uma vida sexual mais gratificante. Se você estiver sendo traída ou se sentindo culpada por trair o parceiro no sonho, pode haver medos reprimidos com respeito a questões de relacionamento e de confiança que podem ou não ser justificadas.

Inundações
Talvez você se sinta presa a uma situação que parece sufocá-la. Um relacionamento pode estar progredindo depressa demais, ou talvez você esteja sofrendo chantagem emocional. Se a água estiver represada, é provável que você esteja reprimindo as suas emoções.

Jardim
Essa imagem pode aparecer nos períodos de fertilidade como uma indicação do tempo propício para a concepção e também durante o início da gravidez. No amor, ele indica um equilíbrio entre todos os aspectos do relacionamento e prenuncia fidelidade e compromisso. Um jardim estéril

ou malcuidado significa que o crescimento espiritual e emocional está sendo negligenciado, talvez em favor das necessidades ou das exigências de outras pessoas.

Jóias
Receber jóias num sonho pode revelar a necessidade de ser mais valorizada num relacionamento, não necessariamente no sentido material, mas talvez por meio do reconhecimento de um compromisso aos olhos do mundo. Dar jóias de presente pode sugerir que você está pronta para esse estágio, mas não tem certeza de como a outra pessoa irá reagir. Perder um anel de casamento pode refletir medos a respeito de perder o parceiro, ou, se você sentir alívio no sonho, talvez o anseio de se libertar de um compromisso.

Labirinto
Representa um caminho desconhecido, talvez o início de uma profunda ligação emocional ou espiritual. Estar perdida num labirinto ou encontrar um monstro espelha o medo de se render à dúvida e de confrontar os próprios instintos destrutivos e básicos — ou com os de um companheiro que você pode ter colocado num pedestal.

Ladrão
Se a sua casa estiver sendo roubada, você talvez sinta que pessoas estranhas estão se intrometendo na sua vida particular ou que uma pessoa estranha está ameaçando um relacionamento importante. No sonho, esses intrusos podem estar perto de sua casa — indicando por exemplo, relacionamentos dos quais você se distanciou para tornar mais aceitáveis sentimentos hostis.

Leões/Tigres/Animais Selvagens
Representam poder e instintos de sobrevivência em que a ambição ou o sucesso têm precedência, embora temporariamente, sobre o relacionamento ou as questões domésticas. Eles também revelam o medo da pessoa de ser dominada pelos próprios sentimentos negativos, pela raiva e pela sexualidade, especialmente numa situação onde outra pessoa ou estrutura é dominante. Também indicam a ameaça de perder a própria identidade em face da agressão.

Lobo
Símbolo positivo da família e das pessoas próximas a você; se no sonho você vê uma matilha de lobos, a lealdade do companheiro é comprovada. Ser atacada por uma matilha de lobos pode significar que você se sente dilacerada pela família ou por conflitos no relacionamento, ou pelo fato de seguir um caminho que lhe parece desinteressante ou errado.

Lua
Arquétipo-raiz da fertilidade feminina e de todos os aspectos do amor, a Lua aparece nos sonhos em momentos de mudança, quando o fluxo natural e os ciclos da vida são mais poderosos; a promessa é a de que, seguindo os ciclos naturais em vez de resistir a eles, a realização e a harmonia estarão ao seu alcance.

Mãe
Sonhar com a sua mãe, esteja ela viva ou não, indica uma necessidade instintiva de segurança e de conselhos sábios. As mulheres sonham muito com a mãe quando estão planejando ter um bebê, quando estão grávidas ou quando acabaram de ter um filho. Desse modo, procuram conciliar o papel de mãe com o de esposa/amante. Com freqüência, esses sonhos resolvem antigos conflitos e, desse modo, livram a mulher da sensação de que está na sombra da mãe.

Mágico
Para as mulheres, o mágico representa um amante carismático mais velho ou mais poderoso, potencial ou real, ao qual está associada uma sensação de perigo, talvez de fruto proibido. Você talvez tenha de usar a mente bem como o coração para decidir se os riscos valem a pena.

Máscara
Se você estiver usando uma máscara, você poderá estar sentindo medo de demonstrar os seus sentimentos verdadeiros, por não ter certeza quanto às intenções e às reações das outras pessoas, especialmente da pessoa amada. Se seu parceiro estiver mascarado, você poderá temer uma decepção ou a possibilidade de que esteja ocultando uma parte de si mesmo; pode ser que você precise enfrentar esse medo para vencê-lo e ser realmente feliz.

Noiva/Noivo/Casamentos
Qualquer matrimônio representa um compromisso profundo ou um anseio de relacionamento permanente. A identidade da noiva ou do noivo pode ser uma previsão de quem será a pessoa que fará você feliz. Se se tratar do seu próprio casamento, quer você seja casada ou não, isso indica você está ansiosa por um relacionamento mais íntimo com alguém e para ter a certeza de que o relacionamento irá durar. Se você é uma convidada, você pode sentir que está sendo menosprezada num relacionamento em favor de outra pessoa.

Obesidade
Ser muito gorda num sonho e revelar isso indica um sentimento de contentamento e de alegria com relação aos prazeres sensuais ou o despertar de uma paixão sexual que toma conta do seu corpo. Numa mulher, o ventre inchado pode revelar uma vontade de engravidar que pode ter ficado inconsciente durante as horas de vigília. As conotações negativas do sonho sugerem culpa com respeito à indulgência por si mesma e ao hábito de exigir muito da vida; também podem indicar medo de rejeição ou de não ser digna, e a ânsia de se proteger contra a mágoa ou a rejeição.

Pai
No seu significado mais positivo, o pai (seja ele o seu próprio pai ou uma figura paterna) representa estabilidade e segurança num relacionamento. No entanto, uma figura paterna proibitiva e severa num sonho pode sugerir restrições e proibições vindas do passado, as quais podem estar impedindo que você faça o que quer. Se um companheiro atual assume esse papel controlador em sua vida, pode ser tempo de você se impor, o que não será fácil se a sua confiança foi solapada.

Queda
Um dos símbolos e cenários oníricos mais universais, a queda representa o abandono de inibições e a abertura do eu a novas experiências. É portanto uma boa indicação da sexualidade. Medo de perder a segurança e o controle podem estar indicados numa queda que termine em desastre; examine cuidadosamente seus medos, pois os sonhos podem oferecer indícios ocultos de preocupações legítimas que não são reconhecidas.

Realeza

Reis e rainhas, de acordo com Freud, representam os pais de quem sonha ou figuras paternas, ao passo que príncipes e princesas representam a própria pessoa que sonha. Em sonhos de amor, eles podem indicar conflitos entre gerações ou assuntos que afetam o relacionamento. Se você vir a si mesma como um membro da realeza, membros mais velhos da família podem estar lhe dizendo que um companheiro não é bom o bastante para você. Se a realeza está sendo condescendente com você, embora você anseie por pertencer a ela, talvez parentes por afinidade ou até mesmo um companheiro estejam fazendo com que você se sinta inferior ou excluído.

Sacrifício

O ato de fazer um sacrifício num altar é um antigo símbolo de dedicação e pode anunciar o início de um profundo compromisso sexual ou emocional, especialmente se a cerimônia envolver sexo ritual. Se se sente contrariada no sacrifício, você pode, inconscientemente, estar sentindo que perdeu parte de si mesma ou que as suas necessidades são secundárias no relacionamento. Se você não estiver comprometida e o sonho for positivo, talvez você esteja pronta para se estabelecer quando a pessoa correta aparecer.

Sangue

Símbolo de energia, de ação, de fertilidade, de força vital que flui livremente, e de saúde. Sangue menstrual ou sangramento proveniente de um corte podem indicar uma perda de alguma coisa preciosa ou uma drenagem da sua energia — tome providências para impedir isso. Sangue derramado em situações de violência pode indicar questões vitais fervilhando sob a superfície e que precisam ser resolvidas.

Serpente

Ícone freudiano de sexualidade e de virilidade masculina, a serpente é um símbolo arquetípico de renascimento (e de descarte do redundante), de fertilidade e dos mistérios da Deusa Mãe. Se você teme ser picada ou se é de fato picada por uma serpente, você pode estar temendo a traição ou, inversamente, pode estar enfrentando tentações; em qualquer dos casos, isso deveria ser reconhecido.

Sexo
Este poderá ser um sonho de satisfação de um desejo se você não estiver envolvida num relacionamento sexual ou se a sua vida não for satisfatória no mundo real. No entanto, todos os sonhos sexuais, especialmente os relativos a fantasias sexuais, podem constituir o alicerce para uma vida sexual rica e satisfatória ou para a resolução de frustrações sexuais caso você esteja sozinha. (Veja também *Infidelidade.*)

Sol
O Sol é um símbolo universal de alegria, de fertilidade, de gravidez, de bebês e de crianças em seus aspectos mais positivos. Acima de tudo, ele é um lembrete para desfrutar do presente, de cada momento de um relacionamento ou da vida em si, sem exigir certezas e sempre olhando para o futuro.

Sonhos Recorrentes
Qualquer sonho recorrente indica que você precisa dar atenção a eles, ou tomar alguma providência a respeito, principalmente se for uma advertência. A voz interior utiliza com freqüência sonhos recorrentes quando não lhe dão ouvidos. Se o cenário do sonho for um local em particular, tente localizá-lo, pois você poderá aprender algo nele ou encontrar-se com alguém que poderá ajudá-la; se não estiver comprometida, você poderá ser atraída para esse lugar e ali encontrar um novo amor.

Telefone
Representa comunicação urgente e importante, talvez de uma certa distância, ou a necessidade de expressar sentimentos ou de desfazer um mal-entendido. Também pode indicar que talvez um ex-amante ou um velho amigo entrarão em contato com você, ou que um amante longínquo irá declarar amor a distância.

Touro
Antigo símbolo do poder, da agressão e da sexualidade masculinos, pode representar poderosos impulsos sexuais e de procriação tanto em homens como em mulheres. Se você está sendo atacada por um touro, isso pode indicar medo de ser esmagada pelos próprios sentimentos sexuais ou agres-

sivos e a necessidade de dar vazão a essas expressões criativas, em vez de negá-las.

Vôo

Outra imagem associada com viagens astrais, sonhos lúcidos, com êxtase sexual, e uma imagem estimulante e espiritualmente liberadora. Voar como um pássaro ou voar num avião marca a expansão dos horizontes e, por isso, é hora de viajar, sozinha se você for independente ou então com o ser amado. Medo de voar ou de voar muito depressa e ficar atordoada e cair podem indicar medo aterrorizante de perder o controle emocional ou sexual, e de ser forçada a seguir um caminho que não lhe agrada.

CINCO

Fidelidade e Amor Duradouro

*O Amor não é joguete do Tempo, embora as rosas que, fragrantes,
Tingem lábios e faces, não escapem jamais do golpe do ceifador.
O Amor não se altera porque as horas e as semanas são instantes,
Mas confirma que é eterno mesmo em face do abismo desolador.*

[*Love's not Time's fool, though rosy lips and cheeks/Within his bending sickle's compass come/Love alters not with his brief hours and weeks/But bears it out even to the edge of doom*]

WILLIAM SHAKESPEARE, Soneto XVIII

Por mais feliz que seja uma relação amorosa, é difícil deixar de questionar se essa alegria e comunhão poderão realmente durar para sempre ou se o êxtase espiritual ou físico se manterá. Rituais para preservar um laço profundo e permanente ao longo dos anos podem criar um elo psíquico e mágico de devoção mútua, do qual uma aliança de casamento ou de fidelidade seja um símbolo externo. Eles podem ser utilizados regularmente para fortalecer e para renovar votos de fidelidade e de confiança no plano espiritual. Essa ligação ritual pode ser de grande valor caso o casamento ou o relacionamento tenha passado por uma fase de monotonia ou dificuldades, afastando temores e ansiedades que, de outro modo, poderiam criar raízes, ou uma possessividade que faria oposição ao fluxo natural do amor, com suspeitas e ressentimentos.

Não obstante, você talvez tenha problemas que façam com que você duvide da ligação, em vez de querer fortalecê-la. Você pode, por exemplo, descobrir que um companheiro está sendo infiel, tanto emocional como fisicamente; uma alma gêmea que seja colega de trabalho ou uma parceira com quem seu amado ainda esteja envolvido podem ser tão perigosos para a estabilidade da sua relação como qualquer sedutora. Emoções de raiva e de ciúme naturais e perfeitamente justificáveis podem inflamar uma situação que já não vai bem e impedir você de comunicar seus sentimentos verdadeiros de uma maneira não-destrutiva, bem como dificultar a decisão de aceitar ou não de volta o seu parceiro errante.

Se você mesma está envolvida num caso e não tem certeza a respeito do melhor caminho a tomar, faça de si mesma o foco dos encantamentos para descobrir a quem você quer permanecer fiel — ou se você não quer permanecer ligada a ninguém.

Um Lugar Mágico para Dois

Um espaço mágico, longe das crianças, dos parentes e dos amigos, proporciona um tempo e um espaço no qual os sentimentos podem ser explorados e as ligações podem ser renovadas, depois de um ritual (que pode se resumir no simples ato de acender com o parceiro a mesma vela com a chama de duas velas diferentes). Quando os casais estão a tal ponto atarefados que raramente conseguem tempo para desfrutar juntos de uma refeição ou quando a comunicação se restringe às questões práticas do dia-a-dia, a verdadeira comunicação que uniu vocês dois ficam em segundo plano. Se as únicas palavras que vocês trocam numa semana são a respeito de uma torneira que pinga, de problemas com os vizinhos e do conserto do carro, é provável que você encare uma massagem sensual apenas como outra tarefa a cumprir, antes de poder se refugiar no seu canto do leito conjugal e dormir sossegada.

Alguns casais fazem amor depois de realizar um ritual ou como parte dele, e eu sugiro, no capítulo "Magia Sexual", que o êxtase sexual pode ser um veículo muito poderoso para o desejo mágico e espiritual. Porém, é igualmente importante conversar, com o coração e a alma, a respeito de esperanças, medos, sonhos, desapontamentos e triunfos, ou sentar-se em silêncio à luz de velas, um segurando nas mãos do outro, e deixar que as emoções positivas fluam entre vocês na luz.

Crie um santuário para vocês dois. Vocês poderão reservar uma parte do quarto de dormir para colocar velas, cristais e, talvez, uma estátua do deus e da deusa que pareçam representar para vocês os princípios masculino e feminino. Mesmo nos relacionamentos sexuais, o casal ainda precisa de dois focos. Essas figuras poderão ser presentes de um parceiro para o outro, poderão ser presente de noivado, de Natal ou de viagem.

Um pequeno oratório num jardim, um local fechado sob as árvores ou um quarto de hóspedes também servirão, e se você mantiver o local limpo e com flores sempre frescas, além de almofadas para se sentar ou deitar, ele ficará associado com energias amorosas cumulativas. Se o santuário não for o quarto de dormir, você precisará deixar bem claro que esse lugar não sofrerá a influência dos problemas de outras pessoas, das discussões e das exigências do mundo. Se o companheiro não puder ou não quiser cooperar, crie o local mesmo assim, e trabalhe para fortalecer simbolicamente o relacionamento; utilize o local para conversas amáveis e particulares, e para, com ternura, fazer amor.

Purificação do Ambiente

Se houver agravos contínuos entre você e o seu companheiro — e em muitos relacionamentos de longa data existem assuntos que causam sérios desacordos, tais como a interferência de um parente ou sérios problemas de dinheiro — queime incenso de cedro ou de pinho em seu local especial, pois ambos são fragrâncias purificadoras.

✦ Pegue uma vela cor-de-rosa de combustão rápida e faça nela dois pequenos cortes, cada um deles com cerca de 3 cm, a partir do topo.

✦ Faça um círculo de sal em torno dela no sentido horário, para encerrar quaisquer sentimentos negativos.

✦ Quando você acender sua vela, deixe que o seu companheiro fale ininterruptamente a respeito dos sentimentos negativos dele.

✦ Esvazie a mente de preconceitos e escute, pois o que ele diz pode fazer sentido e conter muita verdade. Peça ao seu companheiro para evitar palavras de censura ou qualquer coisa que diminua a sua auto-estima. Uma estratégia consiste em tentar evitar a palavra "você".

✦ Se você ou o companheiro não quiserem utilizar todo o tempo da sua vela, sentem-se tranqüilamente, de mãos dadas se possível. Veja a negatividade ser consumida pela chama da vela.

✦ Quando a vela queimar até o fim do primeiro corte, é a sua vez de falar, também sem censurar o parceiro.

✦ Quando o segundo corte chegar ao fim, apanhe o sal com a mão em concha, seguindo o sentido anti-horário, e deixe-o cair numa tigela, acrescentando óleo essencial de pinho ou de limão para purificar.

✦ Lave a tigela com o sal em água corrente, tal como a de uma torneira, dizendo: *Raiva, vá embora, deixe a tigela vazia, não nos incomode mais neste dia.*

✦ Embora você possa marcar a vela com dois outros cortes e reacendê-la na próxima vez em que vocês se encontrarem para descarregar seus agravos, algumas pessoas preferem descartar a vela e usar uma nova.

✦ Após a sessão, saiam para uma caminhada ou realizem juntos alguma tarefa positiva, tal como jardinagem ou redecoração da casa, mas não discutam o assunto. Se este voltar à sua mente, tranque-o numa caixa mental, reservando-o para a próxima sessão com a vela. Tentem encontrar-se novamente durante a noite para uma sessão positiva com a vela, de modo que possam substituir por um sentimento positivo a raiva que vocês expulsaram anteriormente. Se isso não for possível, queimem óleo de rosa na hora de dormir e dediquem pelo menos alguns minutos ao prazer, escutando música ou assistindo a um programa de televisão que vocês dois apreciam.

✦ Se você precisa fazer esse ritual sozinha, faça um único corte na vela, medindo cerca de 5 cm, e expresse os seus sentimentos em voz alta, mas tente responder a cada agravo no interesse do seu companheiro, como se você estivesse conduzindo a defesa dele.

Fidelidade

Quer um relacionamento tenha sido oficializado, quer seja um forte laço de amor, há muitos fatores que poderão prejudicar essa ligação, tais como pressões no trabalho, ausências freqüentes de um ou de ambos os companheiros, parentes ou amigos que poderão interferir intencionalmente ou não, filhos, dinheiro e preocupações de saúde. Depois que as brigas começam, pode ser difícil lembrar as razões que levaram o casal a se afastar;

pessoas estranhas poderão oferecer inesperadas fontes de excitação ou promessas de felicidade perfeita não-maculadas por contas não-pagas, por canos entupidos, por angústias de adolescentes ou dentições de crianças pequenas. Se você está casada com um "adúltero inveterado", é bem provável que você viverá melhor se der um fim a esse sofrimento, mas, às vezes, as pessoas mais afetuosas são tentadas a jogar fora uma vida segura mas aparentemente monótona em troca de uma aventura inconseqüente, especialmente se essas pessoas estiverem enfrentando uma crise de meia-idade.

Embora hoje a magia de amor evite recorrer a encantamentos de ligação muito fortes, no caso de parceiros infiéis, ou ao ritual de espetar imagens de cera representando amantes, você poderá adaptar muitos dos antigos encantamentos de modo a respeitar o livre-arbítrio, mas também poderá fazer, por meios psíquicos, com que um companheiro se lembre de que estão falando dele e erguer um sinal de advertência contra supostos predadores.

Para Enlaçar seu Amado — Um Ritual com Hera para a Fidelidade

Existem muitas versões de encantamentos com nós para amantes, e esses nós, que consistem em três cordões amarrados com *duas vezes sete nós*, eram às vezes oferecidos como um talismã para um amante que partia. Num encantamento de amor muito antigo, uma garota apanhava uma gravata ou um lenço do namorado e o levava na sua liga. Ela então amarrava a peça numa das colunas da cama, recitando:

Três vezes este nó o meu amante amarrará,
Quanto mais firme o nó, mais firme este amor será.

[*Three times this lover's knot secure,/Firm be the knot, firm the love endure.*]

Esse encantamento era utilizado não apenas para atrair um amor escolhido, contando com a discrição para se obter a peça do vestuário do rapaz, mas também constituía um encantamento de ligação para quando o amado estivesse distante.

Num ritual semelhante, um ramo de hera, cortado na Lua crescente três dias antes da Lua cheia, era amarrado em torno das peças de vestuário; a hera é um símbolo de união fiel e permanente, e se acreditava que um nó vivo mantivesse segura a união. Às vezes, amarrava-se a hera num broto de carvalho, símbolo de paciência e de permanência, e também uma árvore de potência masculina. O problema com a hera é que, se ela apertar com muita força, poderá sufocar a árvore ou a planta, em vez de ampará-la e protegê-la, e por isso, em vez de prender a peça com a hera, prefiro usar o poder simbólico de ligação e espalhar as folhas livremente para que o retorno do amado ocorra voluntariamente.

Numa versão moderna, que você poderá utilizar para manter qualquer ligação de amor, você poderá comprar um vaso com uma hera rastejante, com folhagem vigorosa e longa, planta associada ao casamento e às mulheres, ou apanhar um ramo de hera que cresça ao redor de um carvalho ou de um freixo.

✦ Apanhe nove folhas de hera, se possível bem viçosas e verdes, começando no topo da sua folhagem, arrancando as folhas alternadamente da esquerda para a direita, e dizendo, cada vez que apanha cada uma:

Hera, ó hera, meu verde adorado, conserve leal o meu amado,
Mesmo que o seu coração eu não amarre,
Às nossas promessas darei vigor renovado.

[*Ivy, ivy, I love you, keep my lover true,/Though I would not bind him/her,/ I would our vows renew.*]

✦ Se você tiver um anel de casamento ou de noivado, circunde-o com as suas nove folhas, mas você poderá utilizar qualquer anel para simbolizar amor sem fim, dizendo para cada uma das folhas:

Vai girando e girando o anel da verdade
Amor na velhice, amor na puberdade,
Amor na saúde e na sua ausência,
Amor na pobreza e amor na opulência.

[*Round and round the ring of truth,/Love in age, love in youth,/Love in sickness and in health,/Love in dearth and love in wealth.*]

✦ Colha numa tigela água de chuva que não tenha tocado o chão ou então tirada de uma fonte sagrada.

✦ Acrescente as folhas, uma por vez, dizendo para cada uma delas:

Corra livre, confiante e harmoniosa folha,
Fique solta, e se una conforme a sua escolha,
Até mim você vem por sua livre vontade,
E assim trocamos juras de fidelidade.

[*Flow free in trust and harmony,/Unbound but joining willingly,/It is by choice, you come to me,/And so we pledge fidelity.*]

✦ Com a mão, gire a água nove vezes em redemoinho, no sentido horário, e pegue duas folhas que tenham se aproximado mais uma da outra. Num gesto de confiança, amarre-as bem folgadamente com um pouco da folhagem da hera e atire-as na água corrente, dizendo:

Não precisamos de laços para bem amarrar
As raízes do amor, que em nós fizeram o seu lar.

[*We need no bonds to tie,/The roots of love that in us lie.*]

✦ Enterre as outras sete folhas no solo debaixo do lugar onde cresce a hera, ou no vaso onde ela está plantada, e regue o solo com a água.

Esse ritual também é bom para acabar com o ciúme tanto do homem quanto da mulher e para tornar o relacionamento menos sufocante, enquanto fortalece a ligação subjacente. Se você não conseguir encontrar hera, você poderá substituí-la por madressilva ou por vinha, a primeira simbolizando uma oferenda de amor e a segunda, pura alegria.

Feitiços com Ervas da Fidelidade

A *mil-folhas* é uma erva do amor duradouro, e dizem que ela conserva um casal unido pelo menos por sete anos; por isso, ela é oferecida a recém-casados e utilizada em feitiços de amor. Os casais devem conservar a erva num sachê especial e trocá-la pouco antes que os sete anos se completem, continuando a fazer isso ao longo de toda a vida de casado; isso pode ser executado numa cerimônia de renovação. Alternativamente, pendura-se uma guirlanda de mil-folhas seca sobre o leito conjugal, substituindo-a quando necessário.

Quando o Amado Está Ausente

O manjericão, o alecrim e as sementes de alcaravia (cominho-armênio) eram utilizadas em antigos feitiços de amor para impedir a infidelidade de um companheiro ausente, ou, na verdade, para impedir alguém de abandoná-la, com a ressalva de proteger o livre-arbítrio. Pessoas que realmente não querem ficar ao seu lado, em geral só lhe trarão infelicidade e, por isso, se você tiver dúvidas que surgiram com base na sua experiência, seja cautelosa a respeito de amarrar psicológica ou psiquicamente um parceiro relutante — combine adivinhação amorosa e lógica. Se um companheiro fiel e amoroso for viajar para uma conferência de negócios, ou se ele trabalha longe de casa ou encontra-se num ambiente profissional onde os flertes são comuns, um encantamento com uma erva benévola não estabelecerá laços, mas sim, uma rede de segurança.

Naturalmente, você não pode borrifar manjericão, sementes de alcaravia ou alecrim sobre um parceiro que vai viajar — como sugerem muitas das velhas receitas — sem despertar pelo menos curiosidade, mas se essas ervas forem usadas na preparação de um jantar de despedida, seu companheiro absorverá as energias mágicas. Outra alternativa seria colocar um pequeno sachê com ervas dentro do forro de uma valise ou maleta ou no canto de uma sacola de viagem. Cheguei mesmo a ouvir falar de pessoas que colam as ervas nos sapatos do companheiro (consulte o capítulo "As Plantas do Amor" para instruções a respeito de como fazer sachês de ervas). Carregue o sachê borrifando-o com sal e depois girando nove vezes em torno dele a fumaça de um incenso de louro ou de sálvia. Também incorpore a ele um elemento de uma vela verde — você poderá pingar cera sobre uma folha de papel, recortá-lo em forma de coração no lugar onde a cera grudou no papel e juntá-lo ao sachê depois que a cera esfriou. Finalmente, acrescente algumas gotas de óleo essencial de alfazema ou água de rosas. À medida que faz isso, entoe uma variação dos seguintes versos de atração:

Terra, Ar, Água e Fogo,
Acenda, amor, só para mim o seu fogo.
Fogo, Água, Terra e Ar,
Possa ele só por mim se preocupar.

[*Earth, Air, Water, Fire,/For me alone my love's desire./Fire, Water, Earth and Air,/May he only for me care.*]

Forme também um círculo de sementes de alcaravia ou de manjericão ao redor da sacola e do telefone celular do seu companheiro antes da partida, e, se você quiser estar realmente segura a respeito dele, cole duas sementes de alcaravia sob a etiqueta do seu pijama, se ele for usá-lo. Um sabonete ou creme de alecrim ou calêndula também são eficazes como presentes de despedida.

Feitiços para Unir os Amantes

De acordo com os velhos costumes, para preservar o amor basta quebrar um ramo de louro pela metade e fazer com que cada um dos amantes guarde consigo uma metade; pode-se também comprar corações de prata ou outros objetos constituídos de duas partes.

Em culturas influenciadas pela África, a magnetita, cujo uso eu sugeri em "Para Atrair o Amor", também pode ajudar a manter o amor e, especialmente, a atração sexual na ausência da pessoa amada. A magnetita da fidelidade funciona melhor como presente. Você poderá prender uma magnetita no cinto ou colocá-la num saquinho vermelho para guardar no bolso ou na carteira, onde ela defenderá os seus interesses.

Se um de vocês ou se vocês dois viajam regularmente, você poderá recarregar suas magnetitas como um ato de amor e de confiança mútuos, a fim de evitar incertezas nas ocasiões em que um dos amantes não telefona conforme prometera ou se você ouve uma voz feminina ao fundo quando ele telefona.

Você precisará de um par de magnetitas que se atraiam fortemente e se ajustem bem, assim como no caso da magia de atração.

✦ Coloque suas magnetitas numa tigela de madeira ou numa tábua de carne reservada para esse propósito. Se você estiver trabalhando com o companheiro, use duas tigelas; um dos parceiros rolará a pedra do outro em areia magnética ou limalha de ferro. Alguns praticantes acrescentam alfazema e mil-folhas, ambas secas.

✦ Role as pedras de maneira que elas se juntem se você estiver trabalhando sozinha, ou as una na tábua de carne quando estiverem cobertas de areia, rolando o par como se fosse uma só pedra.

✦ Enquanto move as pedras, recite o soneto de *sir* Philip Sidney, citado na página 7. Esse soneto parece ter adquirido um significado mágico, mas você pode substituí-lo por qualquer poema de amor que tenha um significado pessoal para você e para o seu companheiro. Use o pronome masculino ou feminino, conforme seja apropriado:

Meu vero amor tem meu coração e eu tenho o dele também,
Por troca justa, uma fonte viva pela outra foi permutada.

[*My true love hath my heart and I have his,/By just exchange, one for the other given.*]

✦ Borrife as magnetitas com algumas gotas de óleo essencial, de rosa ou de gerânio para a fidelidade, ou com um dos óleos de amor especiais disponíveis em lojas de artigos esotéricos ou encomendados pelo correio, dizendo:

Guardo o que lhe é caro e o que me é caro ele guarda,
Melhor barganha que esta jamais foi realizada.
Seu coração em mim a ambos nos guarda num só.

[*I hold his heart dear and mine he cannot miss,/There never was a better bargain driven,/His heart in me keeps me and him in one.*]

✦ Gentilmente, separe as magnetitas, mantendo sobre elas tanta areia magnética quanto for possível, e coloque cada uma delas num saquinho vermelho, dizendo:

Nele o meu coração seus pensamentos e sentidos guia.
Ele ama o meu coração, que certa vez lhe pertenceu,
Meu vero amor tem meu coração e eu tenho o dele.

[*My heart in him his thoughts and senses guide./He loves my heart for once it was his own —/My true love has my heart and I have his.*]

✦ Amarre o seu próprio saquinho, ou ambos se você estiver trabalhando sozinha, com seis nós de uma linha vermelha, a cor de Frigg, a Deusa nórdica dos homens e das mulheres casados. Nos velhos tempos, mechas de cabelos tiradas do casal eram amarradas nas magnetitas ou estas eram banhadas em sêmen ou em sangue menstrual. Como eu disse antes, não me sinto à vontade com essa magia íntima, mesmo que ela envolva as pessoas que você ama, no entanto, vocês podem dar um ao outro mechas dos próprios cabelos ou, se vocês têm um bebê, dividir uma mecha do primeiro corte de cabelo dele, o que não deve ser feito até que a criança tenha um ano de idade. Esses cabelos poderão amarrar as magnetitas individuais, mas apenas em laços folgados.

✦ Troquem seus saquinhos e os mantenham fechados enquanto vocês estiverem separados. Quando se encontrarem novamente, reúnam as magnetitas e as deixem sobre um pedaço de seda vermelha no seu quarto de dormir, na primeira noite em que estiverem juntos. Conservem-nas num único saco vermelho, maior, até precisar utilizá-las novamente.

✦ Se você não puder trocar magnetitas com o seu amado ausente, coloque a dele num saquinho vermelho e o enterre num vaso de plantas, com uma ágata musgosa e com um jade, para que o amor cresça, e onde também crescem manjericão ou alecrim.

Devolva o que é Meu

Se o seu companheiro é infiel, a pessoa com quem ele a trai não pode ser considerada a única culpada. A infidelidade é uma questão complexa e pode ter raízes num casamento onde a comunicação se perdeu e o casal seguiu em sentidos opostos, talvez ao longo de muitos anos. Porém, há homens e mulheres para os quais romper um casamento, principalmente em que haja crianças envolvidas, é um desafio. Se você sondar o passado dessas personagens reais de telenovelas, pode haver toda uma série de relacionamentos rompidos; depois que "o único amor verdadeiro da vida delas" desistiu do lar, da família e, às vezes, da sua carreira, por eles, a conquista perde o que tem de excitante e o sedutor sai em busca da próxima presa.

Quaisquer que sejam as razões para a infidelidade do seu companheiro, se você amaldiçoar ou jogar feitiços na sua rival, você estará aumentando o seu próprio karma, e por isso imagens de cera e alfinetes não devem ser usados, em definitivo. No entanto, se você quer o seu companheiro de volta — e você pode não o querer — estou convencida de que, pelas velhas leis mágicas de causa e efeito, você está autorizada a exigir a salvação de um relacionamento que já pode ter muitos anos e talvez esteja baseado na criação e no cuidado dos filhos. Dessa maneira, você terá a chance de tomar decisões sem a intervenção de terceiros, ou pelo menos poderá despedir-se com menos amargura se as diferenças subjacentes forem muito grandes. Você poderá acrescentar as palavras "que ele volte se isso for o melhor para nós", como uma ressalva, pois é possível que o companheiro desertor esteja determinado a prosseguir com o novo amor independentemente dos prejuízos (veja o capítulo "O Fim do Amor").

O mar, com suas poderosas marés, tem sido tradicionalmente invocado para o retorno dos bem-amados. Num antigo ritual, uma mulher cujo marido estava viajando por mar coletava água do mar numa garrafa e, por ocasião da época em que ele devia retornar, ela atirava a garrafa ao mar, dizendo: *Devolvo o que é seu, devolva o que é meu.*

A magia com o mar já provou ser poderosa para trazer de volta todos os errantes; como é a fonte original de toda a vida, os xamãs, os sacerdotes e sacerdotisas mágicos, comuns a todas as culturas indígenas, mergulham simbolicamente no mar para negociar com a Mãe Mar a recuperação de almas perdidas. Os encantamentos com o mar são usualmente dedicados a Sedna, a Mãe Mar dos inuit, a Ran, a Deusa do Mar dos vikings, a quem eram oferecidas moedas de ouro como tributo, ou a Afrodite, a Deusa grega do amor. Moedas com orifícios são as mais valiosas nos rituais com o mar; a melhor de todas, a atual moeda espanhola de 25 pesetas, logo estará fora de circulação.

☾

RITUAL DE TRÊS DIAS COM O MAR PARA O RETORNO DE UM AMANTE

✦ No primeiro dia, vá até uma praia logo depois do nascer do dia, e, durante a maré cheia, apanhe uma concha de cor branca ou creme e um pouco de bodelha (alga vesiculosa) ou qualquer outra espécie de alga. Entalhe o nome do seu companheiro numa pedra e atire-a no mar, chamando o nome dele.

✦ Se não puder ir à praia, compre algas marinhas em pó e uma grande concha madrepérola; molhe a concha em água e sal marinho e toque um CD com o som do mar. Solte sobre qualquer superfície em que haja água corrente um balão de hélio sobre o qual você amarrou o nome do seu companheiro escrito em papel turquesa. Chame-o docemente à medida que o balão for subindo e imagine que ele está voando em direção ao oceano, esteja ele dez ou mil quilômetros de distância de você.

✦ No segundo dia, comece sozinha um ritual de vela para purificar o ar. Derrame todo o amargor dentro de um círculo de sal e em seguida expulse todos os sentimentos nocivos. Circunde-se com pilares de luz e peça para que apenas as tarefas positivas possam ser executadas em amor e com um espírito de reconciliação.

✦ Apague com um sopro a chama da vela e envie amor para onde quer que o seu companheiro possa estar, dizendo: *Que ele volte para mim se isso for o melhor para nós dois.*

✦ Faça uma infusão com as algas marinhas, deixando-as mergulhadas num balde com água durante dez minutos; utilize uma tábua de marés para descobrir quando ocorre a maré alta na região mais próxima da sua casa. Se estiver utilizando algas, conserve-as num grande recipiente fechado depois de ter feito escoar a água.

✦ Comece a trabalhar na maré alta. Com uma escova de esfregar, faça círculos no sentido anti-horário, limpando com a infusão os degraus da porta de entrada e dos fundos da sua casa, o parapeito das janelas, assim como qualquer área sem tapete ou quintal, ou um pátio, dizendo enquanto trabalha:

Flor do oceano, flor do mar,
Traga meu amado para o meu lar.
Não deixe que ele se fira, não o deixe correr perigo,
Traga a mim o meu amado, que uma estranha retém consigo.

[*Flower of the ocean, flower of the sea,/Send my loved one home to me./Keep him/her from harm, keep him/her from danger,/Return him/her to me, held now by a stranger.*]

✦ Sobre a sua concha entalhe, escreva ou pinte um círculo traçando uma linha ininterrupta no sentido horário, que encerre duas figuras entrelaçadas representando você e o seu companheiro, e também as suas iniciais unidas num padrão ininterrupto ao redor do círculo. Circunde a concha com um círculo de sal e com quatro velas brancas virgens, colocadas nos quatro pontos cardeais; deixe-as num lugar seguro para que queimem naturalmente.

✦ No terceiro dia, tão perto do nascer do dia quanto possível, leve sua porção de alga e a sua concha até a praia mais próxima e, na maré alta, atire sobre a sétima onda a concha com as algas amarradas ao redor dela e onde você também terá introduzido uma moeda de cor dourada (se possível, com um orifício central), dizendo:

Ó Deusa dos oceanos, ó Deusa do mar,
Devolvo o que é seu, e o que é meu faça para mim voltar.

[Goddess of the oceans and of the sea,/I return what is yours, send mine back to me.]

✦ Ao voltar as costas para o mar, diga: *Dou-lhe as boas-vindas sem recriminação se a sua volta for o melhor para nós dois.*

✦ Se não puder ir até o mar, dissolva um pouco de alga em pó em água salgada e nesta coloque a concha marinha, atirando tudo em qualquer fonte de água corrente, mesmo que seja a água de uma torneira de jardim que flui para um tonel.

✦ No dia seguinte ao do término do ritual, tente estabelecer um contato amistoso, sem confronto, com o seu companheiro, lembrando-se de que a culpa pode levar as pessoas a dizerem coisas muito cruéis. Envolva-se na sua luz e execute o ritual de auto-estima descrito na Introdução.

Ligação das mãos

A ligação das mãos (*handfasting*) é um rito de casamento popular entre os seguidores dos cultos Wicca, uma religião ligada à natureza e que considera toda vida como sagrada. O compromisso tradicional é de "um ano e um dia", que é depois renovado a cada ano numa cerimônia de reconsagração. Outros casais prometem permanecer juntos "enquanto durar o amor" ou, na versão mais cristianizada, "até que a morte nos separe" e, para aqueles que acreditam em reencarnação, "ao longo de todas as vidas".

A ligação das mãos leva esse nome devido ao ponto focal do rito, que consiste em unir frouxamente as mãos com um cordão ou cordões para simbolizar a união das duas pessoas, em corpo, mente e alma. Há muitas variações do ritual do cordão: dois cordões brancos amarrados juntos e então usados para atar ambas as mãos dos companheiros; um longo cordão negro ligando folgadamente as mãos cruzadas sobre um cálice, amarradas na forma de um oito e presas com um nó apertado, enquanto o casal mantém os braços acima da cabeça. Minha versão favorita, baseada numa tradição cigana, consiste num único cordão vermelho amarrado à mão direita de cada parceiro. Tenho utilizado essa versão no ritual a seguir, que pode constituir parte de cerimônia. Ele também permite o uso de alianças no dedo anular da mão esquerda, para selar a união do casal. No entanto, você poderá adaptar o ritual com cordões, da maneira como sentir que lhe é apropriado: mão direita em vez da esquerda; cordões separados que são amarrados apenas na união.

Nos EUA, se a sacerdotisa ou o sacerdote estiverem registrados legalmente, o ritual de ligação das mãos é reconhecido como uma forma oficial de casamento. No entanto, a maior parte das ligações das mãos não é oficialmente reconhecida como uma união legal, embora essas uniões possam fazer parte de uma cerimônia civil ou ser realizadas separadamente. Entre os que não são seguidores dos cultos Wicca, essa forma espiritual de reconhecer um compromisso pode também ser realizada com amigos, numa cerimônia particular, feita em casa, ou num lugar ao ar livre.

O ritual da ligação das mãos remonta há muitos séculos na forma de casamentos em bosques, cerimônias informais realizadas em campos e em florestas, seguindo a antiga tradição pagã, com freqüência porque uma garota estava grávida ou porque os padres não faziam casamentos durante a Quaresma. Essas cerimônias, que continuaram sendo feitas até a época vitoriana juntamente com cerimônias da Igreja e que poderiam ser realizadas depois que o bebê nascesse, também eram populares perto da véspera de Primeiro de Maio, quando os casais passeavam pelos bosques, colhendo ramos de espinheiro-branco e fazendo amor para fertilizar os campos.

Os ciganos romenos autênticos ainda fazem o ritual da ligação das mãos, embora também possam realizar uma cerimônia civil oficial. Numa das suas versões, na presença de testemunhas, um casal de ciganos aperta as mãos direitas, que são em seguida atadas folgadamente com o lenço de pescoço do homem ou, às vezes, com um único cordão vermelho, enquanto fazem promessas de amor. Um pão é partido e uma gota de sangue do polegar de ambos pinga em cada metade. A noiva e o noivo comem, cada um deles, o pedaço de pão tingido com o sangue do outro. O resto do pão é esfarelado sobre a cabeça do casal, o que garante que nunca lhes falte alimentos. Em seguida o casal deixa a festa, saltando sobre uma vassoura para significar com isso que formarão juntos um lar. No dia seguinte, o casal volta para o campo, depois de ter consumado o casamento ao ar livre, para se juntar às celebrações em andamento.

Existem muitas cerimônias belas de ligação das mãos, que podem ser encontradas nos Livros das Sombras, livros cerimoniais de rituais e tradições populares do culto Wicca, ou nos *sites* de informações a respeito da Wicca. Ambos podem ser encontrados na Internet. Na seção Leituras Suplementares, na página 240, também sugiro livros com cerimônias que podem ser adaptadas para uso Wicca e não-Wicca. A versão I descrita na página 103 pode ser realizada como um ritual íntimo de consagração ou feito na presença de um ou dois amigos ou filhos.

Embora um sacerdote ou uma sacerdotisa oficiem em cerimônias mais formais, você poderá executar suas próprias bênçãos, invocando os poderes da luz ou da bondade ou quaisquer divindades pessoais. Você também poderá atribuir diferentes papéis no ritual a amigos ou até mesmo a crianças, e essa é uma maneira de unir os membros da família, que poderão tomar parte, em vez de apenas observar a cerimônia, talvez borrifando um círculo com sal, oferecendo um cálice ou segurando as alianças. Pais ou filhos de uniões anteriores poderão oferecer as alianças ou segurar o cordão, e essa é uma maneira maravilhosa de gerar harmonia em torno do casal. Pessoas mais velhas, mentores ou pais podem querer conduzir o ritual, dizer algumas palavras vindas do coração, ler poesia ou fazer leituras.

Se forem utilizados os instrumentos errados, não se preocupe. Não se trata de um ritual mágico formal, mas de uma celebração da união do casal no amor. Qualquer divindade ou espírito benigno de passagem certamente sorrirá diante dos esforços de uma criança pequena para amarrar a corda da mamãe e oferecer bênçãos suplementares. Muitas cerimônias legalizadas são perturbadas porque o padrinho esqueceu as alianças ou porque, na recepção tia Jane se sentou numa mesa lateral e não na principal. Pense numa disposição que esteja correta para você e para aqueles que comparecerão; improvise, seja flexível e desfrute de cada momento.

Uma cerimônia particular somente para os noivos pode ter um imenso valor caso o casal não possa se casar por motivos legais, mas queira formalizar a sua união, especialmente se houver muita oposição externa à essa união. Também pode servir como uma reconsagração anual para casais que são legalmente casados ou que se uniram em amor, ou então depois que o casamento passou por um período difícil. Você poderá, como muitos casais o fazem, criar sua própria cerimônia, ler poemas de amor, passagens bíblicas ou palavras de sabedoria vindas de qualquer cultura. Usei os termos homem/mulher para indicar os papéis separados, mas as cerimônias entre pessoas do mesmo sexo só precisam de algumas pequenas adaptações.

Cerimônia Íntima de Ligação das Mãos

✦ Antes do início da cerimônia, quer você esteja dentro de casa ou num jardim ou clareira, varra a área descrevendo círculos no sentido anti-horário, de tamanho cada vez maior e usando uma vassoura tradicional, vendida em lojas de artigos de jardinagem. Se a área for pavimentada, lave-a com uma infusão de limão, alecrim ou *tea tree* para purificá-la. Usando um esfregão do tipo mais antiquado ou uma vassoura, descreva círculos no sentido anti-horário, para remover a negatividade, e no sentido horário para garantir a proteção. Dilua oito ou nove gotas de óleo essencial num balde de tamanho médio, cheio de água quente, e use essa mistura para fazer a limpeza.

✦ Os melhores dias para fazer a ligação das mãos são os três dias anteriores ou posteriores à Lua cheia, se esta cair numa sexta-feira, dia de Vênus e de Frigg, a Deusa nórdica do casamento. Junho é tradicionalmente um mês favorável, pois o seu nome é uma homenagem a Juno, a Deusa romana do casamento.

✦ Você precisará de uma mesa redonda ou de um cepo de árvore com duas velas brancas virgens, uma de cada lado do centro, a esquerda para representar o deus e a direita, a deusa.

✦ Na frente da vela que representa o deus, coloque um longo cordão vermelho e, na frente da vela representando a deusa, duas alianças sobre um pedaço de seda branca. Entre as duas velas, coloque um pequeno bolo de mel ou um pãozinho recém-assado, feito pela noiva, pelo noivo, por um dos pais ou pelos filhos (ou filhas) mais velhos.

✦ Algumas pessoas colocam uma vela de cor púrpura entre as outras duas e a acendem por volta do final da cerimônia. Essa vela é acesa com duas velas brancas de acender, que, por sua vez, foram acesas na chama das velas que representam o deus e a deusa, para simbolizar duas chamas cujo amor uniu, transformando-as numa só.

✦ No lado da mesa que corresponda ao norte (use uma bússola ou crie um norte simbólico), coloque um prato de sal para o elemento Terra e, à direita dele, uma grande moeda dourada.

- No leste, coloque um incenso cerimonial como, por exemplo, olíbano ou sândalo para o elemento Ar, e, à direita dele, um *athame* ou uma faca de cabo preto. Você poderá manter as varetas de incenso num recipiente fundo e aberto, à prova de fogo, de modo que possa carregar o incenso aceso em segurança durante o ritual.

- No sul, coloque uma vela dourada para o elemento Fogo e à direita dela, uma varinha mágica, que pode ser representada por um cristal de quartzo transparente e pontiagudo ou um galho fino de uma macieira ou de uma aveleira, pois ambas são árvores da fertilidade.

- No oeste, coloque para o elemento Água um prato de água de chuva que não tenha tocado o solo; se possível, acrescente orvalho tirado de rosas (use um conta-gotas para coletá-lo), pois o orvalho é um símbolo de fertilidade. À direita do prato, coloque um cálice de peltre, de prata ou de vidro transparente, contendo vinho tinto ou suco de uvas.

- Na frente do altar, coloque no chão a vassoura com a qual você varreu uma área circular no chão, sacudindo-a antes a uma certa distância do altar e da área sagrada para remover toda a negatividade. Em algumas tradições mais antigas, a vassoura é colocada de pé, com as cerdas para cima, para oferecer proteção. Em tempos antigos, ferramentas mágicas e artefatos do dia-a-dia eram intercambiáveis na magia popular, e constituíam um poderoso recurso de ligação à terra.

- Espalhe, num grande círculo, alfazema, rosas, cedro e agulhas de pinheiro, para criar uma área de pureza e de amor ao redor do altar, que deverá estar no lado norte ou no centro do quarto ou do espaço aberto onde a cerimônia será realizada. Assim haverá bastante espaço para as pessoas se movimentarem dentro do círculo.

- Entre no círculo com o seu companheiro (e com quaisquer outras pessoas presentes).

- A mulher apanha o sal e borrifa um círculo no sentido horário além do círculo de flores, dizendo: *Dentro deste círculo estamos protegidos. Por isso, cultivarei o nosso relacionamento com palavras e ações diárias de bondade.*

- O homem apanha o incenso no altar e caminha no sentido anti-horário dentro do círculo de flores, desenhando um círculo de fumaça na altura da cintura e dizendo: *Dentro deste círculo estamos protegidos. Por isso, sempre falarei e agirei de acordo com a verdade em nosso relacionamento.*

✦ Ambos ficam de pé olhando para o norte, e dizem:

*Três vezes gira a roda pagã:
A Donzela aparece agora,
A Mãe, quando chegar a hora,
E, por fim, a Sábia Anciã.*

[*Three times the circle shown,/Now as the Maiden,/Soon as the Mother,/Last the Wise Crone.*]

✦ Isso liga a mulher com a tradição ininterrupta da donzela, da mãe e da sábia/anciã, a Deusa Tríplice, cultuada pela primeira vez antes do período neolítico como o ciclo mutável da existência humana. A anciã não tem conotações negativas, ela representa a terceira idade da sabedoria e da experiência. Se você é mais velha, pode ser que você queira adaptar os versos de acordo com esse fato, especialmente se você for mãe. No entanto, qualquer pessoa, homem ou mulher, jovem ou idosa, pode iniciar num novo casamento no estágio de donzela.

✦ O casal se move em direção ao norte e segura a moeda de ouro nas mãos em concha, a mão da mulher cobrindo a do homem, e diz: *Todos os nossos bens materiais nós partilhamos de boa vontade, sem divisão entre o que é seu e meu e sem censuras se os tempos forem difíceis.*

✦ Eles se movem para o leste e seguram o *athame* ou a faca, com a mão direita do homem cobrindo a da mulher, e dizem: *Cortamos os nós que nos prendem a pesares, aflições, ressentimentos e quaisquer laços que conflituem com os votos de lealdade que fazemos agora um ao outro.*

✦ Em seguida, eles se movem para o sul e seguram a varinha mágica, a mão esquerda do homem cobrindo a da mulher, e dizem: *Possamos assim atear os fogos do amor e da paixão, da alegria e da inspiração, um no outro e um através do outro.*

✦ Finalmente, eles se movem para o oeste e bebem do cálice (a mulher primeiro), dizendo: *Assim, prometemos, enquanto bebemos separadamente, pela última vez, apoiarmo-nos na doença e na tristeza, perdoando imperfeições e fortalecendo quaisquer fraquezas de intenção ou de empenho.*

✦ Em seguida, eles se aproximam das alianças, e cada um deles passa a aliança do outro através da chama da vela, sendo que o homem a passa primeiro através da chama da vela representando a deusa e, em seguida, pela chama da vela que simboliza o deus, e a seguir a mulher faz o mesmo. Ele diz: *Com esta aliança, eu prometo total amor, força, lealdade e proteção, dedicando o meu corpo, a minha mente e o meu espírito, ao longo de muitas vidas/enquanto o amor durar/até que a morte nos separe.* Ela diz: *Com esta aliança, eu também prometo total amor, força, lealdade e proteção, ao longo de muitas vidas/enquanto o amor durar/até que a morte nos separe.* (Vocês podem variar as promessas como quiserem. Gosto da versão em que ambos fazem promessas idênticas, mas isso é apenas uma preferência pessoal.)

✦ A aliança é então colocada no dedo anular esquerdo, pelo cônjuge.

✦ Em seguida, cada um pega numa extremidade do cordão e o passam rapidamente através da chama da deusa, e em seguida através da chama do deus, de modo que ele não queime, mas apenas solte faíscas. Em seguida, o casal passa o cordão pela mão direita de ambos e dá um nó folgado, dizendo: *Desse modo, estamos ligados voluntariamente, coração com coração, corpo com corpo e alma com alma, como um só ser, renunciando a todos os outros, prometendo criar um lar seguro e amoroso para nós mesmos e para qualquer criança que venhamos a ter ou que já tenhamos.* (Se outras pessoas estiverem participando da cerimônia, a troca de alianças pode vir depois do ato de amarrar o cordão, mas isso é uma questão de escolha.)

✦ O casal volta-se para o cálice e dele bebem juntos, dizendo: *Bebamos agora como homem e mulher companheiros. Que nunca tenhamos sede no corpo, na mente ou no espírito enquanto estivermos juntos.*

✦ Em seguida, eles comem o pão ou bolo, dizendo: *Comamos agora como homem e mulher companheiros. Que nunca passemos fome no corpo, na mente ou na alma enquanto estivermos juntos.*

✦ O casal leva a vassoura até o centro, coloca-a no chão paralelamente ao altar e, de mãos dadas, saltam sobre ela, dizendo: *Agindo como uma só pessoa, varremos o que não faz mais parte da nossa vida conjunta.* Enquanto saltam, eles se livram do cordão, que é em seguida queimado na vela dourada ou em outra vela.

✦ A esta altura, se houver uma outra vela entre as velas do deus e da deusa, ela é acesa com duas velas de acender, cujas chamas foram acesas nas velas que representam o deus e a deusa (ela acende a sua na vela do deus e ele, na vela da deusa), dizendo: *Assim, duas queimam como uma só. Nós, que estamos unidos no amor e na luz do universo, Deus/Deusa, que ninguém nos separe.* O cordão é em seguida queimado nessa vela. (Em algumas tradições, o cordão é preservado e pendurado na parede, voltando a ser utilizado em qualquer cerimônia de reconsagração e em seguida amarrado ao berço do primeiro bebê. Mas isso é também suma questão de escolha.) Se estiverem presentes crianças geradas em uniões anteriores, elas poderão segurar velas de acender, de modo que possam acender a vela da união e não se sentir excluídas.

✦ Finalmente, o casal "desfaz" o círculo, caminhando três vezes no sentido anti-horário, começando no norte. Usando a varinha mágica, eles dizem:

Três vezes gira a roda pagã:
A Donzela teve a sua hora,
A Mãe aparece agora,
E por fim, a Sábia Anciã.

[*Three times the circle shown,/Gone the Maiden,/Now the Mother,/Last, Wise Crone.*]

Você poderá realizar a cerimônia em qualquer hora do dia. Se apenas vocês dois estiverem presentes, atirem um punhado de flores sobre a cabeça do companheiro, ao sair do círculo, para assegurar que só coisas boas se derramem sobre vocês, e a fertilidade, seja ela física ou emocional, nunca falte. Se outras pessoas estiverem presentes, elas atirarão arroz e flores, que representam a fertilidade. Nos países mais quentes, dizem que, após o casamento o arroz brota no lugar onde foi jogado e o casal tem um bebê na época da colheita seguinte. Avelãs também costumavam ser atiradas, e as noivas dos países da Europa Oriental as apanhavam e colocavam perto dos seios um número de avelãs que correspondesse ao número de filhos que gostariam de ter no futuro. O restante do dia era dedicado a celebrações ou para fazer planos para o futuro. À noite, dormia-se, se possível, sob as estrelas ou pelo menos numa caravana ou numa tenda, no estilo cigano.

SEIS

A Fertilidade da Terra

Quer você more na cobertura de um prédio de apartamentos, num condomínio elegante, em meio a uma inóspita região rural ou nas proximidades do mar, o poder da Terra será sempre o mesmo. Mas também podemos nos desligar facilmente dos seus ritmos naturais neste mundo tecnológico e em conseqüência da urbanização e da padronização crescentes que ocorrem em todo o planeta. Poucas pessoas celebram hoje os velhos festivais de amor e de fertilidade, exceto num sentido comercializado; por exemplo, o Equinócio da Primavera foi reduzido, em grande parte, a ovos de chocolate e a bolos de passas embrulhados em plástico transparente.

A pílula anticoncepcional e os recursos modernos de contracepção livraram as mulheres da gravidez indesejada. Porém, quando uma mulher tem trinta e cinco anos e o seu relógio biológico subitamente passa a funcionar num ritmo acelerado, a gravidez pode não ocorrer com tanta facilidade e a ansiedade pode inibir a fertilidade. Quando o ato de fazer amor é governado pela tabela de ovulação ou, pior ainda, por um microcomputador, a potência do homem pode ser afetada, caso ele se sinta pressionado. A infertilidade e a impotência são usualmente tratadas como doenças do corpo (e podem ser) ou da mente, que devem ser estimuladas por meio de ginástica sexual, fantasias sexuais ou a recente droga maravilhosa Viagra. No entanto, em casos em que esses problemas não têm causas fisiológicas, o bloqueio no fluxo espontâneo das energias de procriação pode ter suas raízes numa alienação do espírito com relação às rochas, às antigas pedras, ao solo, à agua e aos ventos impetuosos que outrora formavam o pano de fundo da procriação humana.

Locais Sagrados do Amor

Nossos ancestrais aprendiam com suas avós e avôs onde se situavam os locais especiais de energia onde os casais faziam amor com o propósito de conceber uma criança, um carvalho na floresta, que podia ter centenas de anos e estar coberto de visco, a velha planta druídica da fertilidade, uma imensa figura de greda, uma pintura na rocha ou uma escultura feita em rocha sagrada, uma pedra vertical, uma fonte sagrada ao nascer do Sol, uma caverna devotada à antiga Mãe Terra.

Embora essa sabedoria não seja mais transmitida tão facilmente ao longo das gerações, podemos redescobrir esses lugares de poder, muitas vezes nas proximidades da nossa própria casa e até mesmo em áreas urbanas. O ato de fazer amor nesses lugares nos liga com a fertilidade natural da terra. Alguns desses locais ainda são famosos pelos seus poderes de fertilidade, porém existem muitos outros que estão apenas à espera de serem redescobertos.

Fazer amor ao ar livre num local de grande significado mágico, por exemplo sobre uma pedra plana que, em geral, se estende junto à base de uma pedra em posição vertical, ou fazer amor em cima de um antigo túmulo ou de um *mound* (pequeno monte) funerário no cume de uma montanha, onde a terra e o céu se fundem, liga os amantes com a fertilidade dos homens e das mulheres que, ao longo de todas as eras, misturaram suas energias com as da terra fértil. Alguns praticantes da geomancia e da rabdomancia acreditam que esses centros de poder sejam lugares através dos quais a energia cósmica natural ingresse na terra, num ponto onde existiam cavernas subterrâneas cheias de água, que brota verticalmente das profundezas da terra. A energia cósmica, que nesses pontos forma as linhas *ley*, é considerada em quase todas as culturas como *yang*, positiva e masculina, emanada do céu, do poder do Céu Pai. A água é *yin*, negativa no sentido elétrico, e feminina, fluindo do útero da Terra Mãe. Em lugares onde essas energias se encontram e se harmonizam, era tão intensa a experiência de poder e de bem-estar físico e espiritual que eles foram escolhidos como lugares de culto milhares de anos atrás, e conservaram sua força.

Figuras Entalhadas em Greda, Pinturas e Esculturas Feitas na Rocha

O Gigante de Cerne Abbas

O Gigante de Cerne Abbas, situado em Dorset, na Inglaterra, é um verdadeiro ícone da fertilidade, cujo poder supostamente fez com que muitas mulheres engravidassem. É também um lugar onde os homens podem aumentar a sua virilidade por meio de magia contagiante. Entalhado na greda, na lateral de uma colina, ele tem cerca de 54 m de altura com um *phallus* ereto de 8,23 m. O Gigante pode ter mais de dois mil anos de idade e representar Hércules, o Deus da Fertilidade, ou uma divindade celta da fertilidade. A suposição de que o Gigante era um ponto focal para cultos fálicos ganhou crédito devido ao fato de que o recinto retangular conhecido como "frigideira" ou "anel", a cerca de 21 m do Gigante, sempre foi o local de um mastro enfeitado dos festejos de Primeiro de Maio. Acredita-se que santo Agostinho tenha esmagado uma pedra fálica do local, mas parece ter deixado o Gigante intacto, possivelmente porque era a rocha ao redor da qual se realizavam danças da fertilidade.

O Gigante passava por uma limpeza a cada sete anos, na véspera de Primeiro de Maio, a mais importante festa da fertilidade do ano agrícola e mágico, e numa variação da festa da véspera de Primeiro de Maio, descrita no capítulo anterior. Nessa ocasião, os jovens passavam toda a noite coletando ramos de espinheiro-branco e fazendo amor ao nascer do dia, nos campos, para fertilizar as plantações, ou os casais dormiam ao redor do Gigante para conceber uma criança. Atualmente, o Gigante está sob os cuidados do National Trust e sua manutenção é feita de acordo com regulamentos oficiais que não coincidem com o ritual mágico de sete anos.

Existem muitas mulheres que comprovadamente engravidaram como resultado da cópula realizada perto do *phallus* do Gigante Cerne e, embora a área esteja hoje cercada com grades, isso não é bastante para dissuadir os amantes. Andy e Sandy, de Puddletown, em Dorset, relataram que, depois de cinco anos tentando conceber, foram bem-sucedidos depois de fazer amor junto ao Gigante Cerne Abbas em agosto de 1997, a conselho do feiticeiro branco Kevin Carlyon. Ele lhes aconselhou a fazer amor junto à figura às 22 horas de uma noite de Lua cheia, enquanto ele executava uma cerimônia de vinte minutos no Long Man de Wilmington, uma antiga figura de greda representando um ser humano delgado, sem seios nem órgãos genitais, situado no final da linha *ley* que se estende por pouco mais de oitenta quilômetros, e que atravessa Kent, em seguida Sussex e termina por fim em East Sussex.

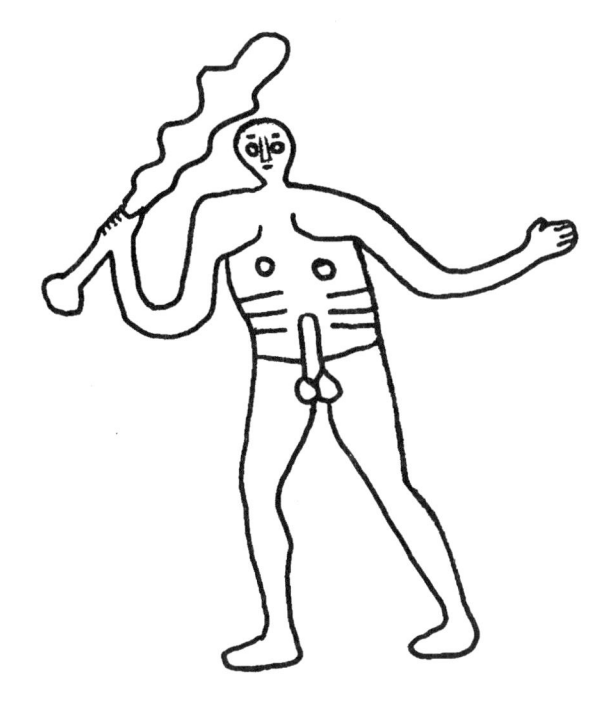

O Gigante Cerne Abbas

O falecido marquês de Bath e sua segunda mulher, Virginia, cujo lar ancestral era a hoje famosa Longleat House, perto de Bath, um parque que mantém animais selvagens em seu hábitat e que é também um monumento histórico, visitaram o antigo gigante de greda de Cerne Abbas, em Dorset, em 1958. O marquês e sua mulher haviam tentado sem sucesso, durante meses, conceber uma criança e, como incontáveis casais sem filhos que passaram a noite aos pés da colina, visitaram o Gigante com resultados positivos. A marquesa comentou: "Engravidei logo depois e chamamos a criança de Sylvy Cerne em sinal de agradecimento."

Há mais de cinqüenta figuras de greda no Reino Unido, e na seção Leituras Suplementares, na página 240, sugiro livros que identificam os locais dessas figuras de greda e lugares sagrados de todo o mundo. Há incontáveis rochas sagradas ou pinturas rupestres, por exemplo o criador fálico aborígine, a serpente do arco-íris Jarapiri, na caverna Jukulta, no deserto Tanamai da Austrália, e esculturas rochosas, as últimas formações naturais que receberam, devido à sua forma, o nome e os poderes de divindades ou de espíritos. Em torno desses lugares, a terra é igualmente poderosa, e uma vez que muitas dessas esculturas rochosas estão em penhascos altos e inacessíveis, vocês poderão se deitar e olhar para elas enquanto fazem amor.

Vocês precisarão ser incrivelmente discretos se quiserem fazer amor nas proximidades de uma das antigas figuras de greda ou esculturas feitas na terra, especialmente se estiverem visitando o que algum povo nativo considere solo sagrado. No entanto, vocês poderão achar que não vale a pena arriscar danificar uma das antigas figuras de greda caminhando ou se deitando sobre ela. Nesse caso, saibam que em qualquer lugar da área vocês terão a promessa de uma experiência realmente mágica. Por exemplo, o Gigante Cerne Abbas pode ser visto com nitidez a partir de um acostamento demarcado pelo conselho da aldeia, cerca de 800 metros antes de se chegar nele, e quando você olha para cima, para essa poderosa figura, é difícil deixar de sentir a fertilidade jorrar dentro de você.

Para subir até o Gigante, atravesse a aldeia de Cerne e suba a Abbey Street em direção à Abadia em ruínas. Entre por um abrupto desvio à direita que atravessa o cemitério. Ali, uma tabuleta informa a direção de uma antiga fonte da fertilidade e do amor mencionada em "A História do Amor e da Fertilidade", e localizada num gruta de árvores e de pedras em forma de círculo; ali, você terá a sensação de estar no útero da Mãe Terra, embalada pelo suave gotejar da água e envolvida por um manto verde. Retrocedendo alguns passos, suba os degraus em direção à encosta íngreme e aberta, que é o território do Gigante, a vasta superfície do Pai Céu, com todo o Dorset se estendendo lá embaixo. O caminho até o Gigante está bloqueado por uma cerca de arame farpado, mas você poderá caminhar através da encosta, paralelamente a ele. É difícil deixar de sentir o poder puro do vento e do céu varrendo seu ser e a pulsação da terra sob os seus pés. E como é difícil perceber as características do Gigante estando tão perto dele, compre na aldeia um cartão postal da sua imagem, em que você possa identificar os pés do Gigante. Assim você poderá perceber exatamente onde residem as energias mais poderosas e fazer amor sobre uma linha paralela que se dirija diretamente para a ponta do *phallus*. Há também um bosque à esquerda do Gigante, ou mais além, colina acima.

Você poderá conseguir uma privacidade ainda maior ficando num hotel ou pensão, ou mesmo numa caravana ou *camping* tão próximos da figura, da pintura ou da escultura quanto possível, depois de ter caminhado sobre a figura ou ao redor dela de mãos dadas, na antiga tradição dos amantes, à meia-noite ou ao nascer do dia, num dia de Lua cheia, o dia mais poderoso do mês. Perto do próprio Cerne Abbas há várias pousadas antigas e adoráveis, e você poderá trazer consigo um pouco da água tirada da fonte da fertilidade para com ela borrifar a cama antes de fazer amor. Mulheres casadas também poderão caminhar ao redor do Gigante com o marido, antes de fazer amor para garantir que eles permanecerão fiéis.

Os rituais apresentados neste capítulo podem ser realizados junto a qualquer imagem, lugar sagrado ou fonte sagrada.

Crie a sua Própria Imagem

Se vocês tiverem espaço suficiente, vocês poderão criar a sua própria imagem da fertilidade, dentro da qual poderão fazer amor. Desenhem-na de modo que a face dela fique voltada para o leste, e deitem-se juntos dentro dela ao nascer do dia, de modo que atraiam todas as energias desse novo dia; criem sua figura na areia da praia, quando a maré estiver subindo, de modo que mais tarde suas energias cumulativas sejam levadas na mudança da maré; tracem sua figura na terra, com uma vareta, no alto de uma colina no Solstício de Verão e façam amor à primeira luz desse dia, o mais poderoso dos dias; façam uma figura de giz no quintal ou no pátio de suas casas à meia-noite — o horário de transição para um novo dia —, e circundem a figura com velas brancas virgens. Sua imaginação é o limite.

Alternativamente, desenhe dois contornos, o seu e o de seu amado, de modo que eles se cruzem como uma cruz. Primeiro, desenhe com giz ou lápis de cera o contorno do seu amante enquanto ele permanece deitado com a cabeça para o norte. Faça com que o contorno tenha cerca de duas vezes o tamanho dele. Em seguida, peça-lhe para desenhar o seu contorno com um giz de cor diferente, enquanto você permanece deitada sobre o contorno dele, com a cabeça voltada para o leste. Você poderá desenhar os contornos em tiras de papel de parede justapostas com cola ou em grandes rolos de papel industrial. Faça as figuras se cruzarem na altura dos órgãos genitais e coloque as imagens debaixo do colchão.

Círculos de Pedra, Rodas de Cura Feitas de Pedra e Pedras em Posição Vertical

São abundantes as histórias que o povo conta sobre jovens donzelas que, na véspera de Primeiro de Maio, tiravam as roupas de baixo e visitavam os Avebury Rings, em Wiltshire, para deslizar pelas pedras. Depois elas se sentavam numa enorme pedra chamada de Devil's Chair (a Cadeira do Diabo) e faziam um pedido para se casar com seu verdadeiro amor. Danças circulares realizadas ao redor dessas pedras antigas estimulavam os poderes de fertilidade do lugar, que emanavam do solo e subiam através do corpo das dançarinas. Se você deixar que os seus pés se movam naturalmente ao redor dos círculos de pedra, de pedras isoladas em posição vertical ou de antigas rodas de cura, especialmente na primavera e no verão, você descobrirá que descreverá naturalmente um curso espiralado.

Um dos mais famosos anéis da fertilidade são as Rollright Stones, em Oxfordshire. Supõe-se que essas pedras sejam os remanescentes de um rei invasor e de seus cavaleiros, que foram transformados em pedra na época dos celtas pela lendária bruxa de Rollright. À meia-noite, uma mulher que queria ficar grávida ia sozinha até as pedras, tirava toda a roupa e abraçava o Kingstone (Rei de Pedra) com tanta força que seus seios e suas coxas ficavam gelados. Dentro de nove meses, ela daria à luz um vigoroso filho. Essas grandes pedras pontiagudas estão associadas com a potência da antiga árvore do mundo, da qual o mastro de maio é uma relíquia, e às vezes são ainda chamadas de "pedras árvores".

Fazer amor sobre a pedra plana de um monolito ou sobre uma pedra isolada em posição vertical, ao nascer do dia e numa manhã brumosa, é uma das experiências mais espirituais e mágicas, e se você chamar suavemente a criança que alegraria a sua vida, você poderá ouvir um doce murmúrio na brisa, à medida que o espírito dessa criança é atraído para as proximidades. Na seção Leituras Suplementares, na página 240, sugiro um livro que identifica muitos dos megalitos, as grandes pedras que há no mundo todo; em qualquer lugar em que moremos, pode haver, a uma distância relativamente pequena, uma pedra isolada, em geral não protegida por cercas, no meio de lugar algum.

É melhor evitar a Lua cheia ou a época dos festivais, pois podem coincidir com as celebrações locais do culto Wicca, realizadas nessas pedras — ou, o que é ainda pior, você pode se deparar com desocupados curiosos que esperam ver lobisomens e demônios chifrudos dançando ao redor delas. Essas pedras são tão poderosas que você pode visitá-las em qualquer ocasião para absorver suas energias, pois elas contêm não apenas as impressões daqueles que criaram tais lugares cinco mil anos atrás usando apenas ferramentas de mão, mas também daqueles que cultuavam a Mãe Terra sob diferentes formas durante milhares de anos nesses locais.

Ritual de Fertilidade num Círculo de Pedras Verticais

Este ritual é uma variante de um ritual de fertilidade que eu conduzi durante alguns anos e que desfrutou de um modesto sucesso. No entanto, essa versão amplifica o encantamento básico sintonizando as energias da terra, e é uma excelente maneira de unir as energias masculina e feminina numa concepção simbólica, em vez de contar com o ato de fazer amor nas pedras.

Você precisará visitar duas vezes as pedras ou o círculo de pedras, uma vez no primeiro dia em que a Lua nova aparecer no céu como crescente, e novamente no dia da Lua cheia. Este é outro ritual que você poderá executar sozinha, mas se o realizar com o seu companheiro, este segurará a faca e você o ovo. Um casal de pessoas do mesmo sexo poderá modificar o ritual conforme queira, usando ainda a faca e o ovo.

✦ Leve uma ágata ou um pequeno ovo de galinha ou de codorna e uma faca corta-papel até as pedras, no primeiro dia em que a Lua estiver visível. Se o local for uma propriedade privada ou se for um monumento nacional, você terá de visitá-lo nas horas em que esse local fica aberto ao público.

✦ A mulher coloca o ovo sobre uma pedra arredondada ou pedra de altar. Se houver uma única pedra alta, use uma rocha nas vizinhanças ou o solo aos pés da pedra, depois de estender sobre ele um pano branco. Se estiver trabalhando no chão, você poderá achar mais fácil ajoelhar-se ou se sentar. Quando eu não indicar quem deve falar, um de vocês ou ambos poderão fazê-lo, conforme seu agrado.

✦ Circunde o ovo com um círculo de pedras brancas que você tenha encontrado nas proximidades, mas não no próprio local, pois as pedras sagradas nunca deverão ser removidas da sua fonte. Enquanto faz isso, diga:

Neste ovo está contido o potencial para a vida, precisando apenas
da centelha divina para lhe dar forma. Peço a união do yang e do yin,
do macho e da fêmea, do pai e da mãe, do Sol e da Lua, do céu
e da terra, peço para que se encontrem aqui, neste centro de poder sagrado,
dentro deste círculo de amor, se for correto que seja assim.

✦ A mulher borrifa o ovo com algumas gotas de leite, dizendo:

*Que este ovo seja nutrido enquanto cresce, de modo
que a vida dentro de mim possa crescer forte e saudável.*

✦ O homem deve levar a faca para o norte e, do lado de fora do círculo de pedras brancas, segurar essa faca à sua frente, levantá-la acima da cabeça e em seguida baixá-la até o nível da cintura, movendo-a em direção ao ovo, mas sem tocá-lo, dizendo:

*Assim a luz flui verdadeira,
penetrando todas as barreiras, para acender
a chama da vida que espera dentro da esfera sagrada.*

✦ O homem deve repetir essas palavras nos três outros pontos cardeais, a cada vez movendo a faca em direção ao ovo mas parando abruptamente antes de atingi-lo.

✦ Espere em silêncio por algum tempo para absorver as energias da terra e em seguida envolva o ovo e a faca em seda e os leve para casa.

✦ Em seu quarto de dormir, acenda uma vela escarlate e coloque o ovo e a faca na frente dela, dizendo: *Venha, fogo interior, e queime.*

✦ Prepare uma "incubadeira" para o seu ovo no parapeito da janela. Você poderá comprar um ovo de madeira ou de cartolina decorada em duas metades ou um ovo de cerâmica do tipo usado para guardar ovos de galinha. Se não tiver nada conveniente, use uma pequena *wok* (frigideira de fundo redondo) de cor prateada brilhante e com uma tampa ou uma travessa prateada também com uma tampa.

✦ Coloque o ovo e a faca, sem que se toquem, na metade do fundo do ovo de incubação e apague a vela com um sopro, dizendo: *Sopro da vida, anime essa nova criação se for correto que seja assim.*

✦ Façam amor apenas se tiverem vontade, durante os próximos dias, ignorando termômetros e tabelinhas. Quando ambos sentirem vontade de fazer amor e sentirem um desejo mais forte do que nunca, saberão que chegou o tempo em que a concepção poderá ocorrer mais facilmente.

✦ Deixe o prato ou o recipiente em forma de ovo no parapeito da janela até a manhã do dia da Lua cheia, e então, cuidadosamente, torne a envolver o ovo mágico e a faca em seda branca, para a viagem de retorno às pedras.

✦ Desta vez, encontre uma pedra pontiaguda ou use a pedra de altar ou o solo. Novamente, coloque o ovo no centro, mas desta vez, quando fizer um círculo, deixe uma abertura no leste, de onde virão uma nova luz e uma nova vida.

✦ O homem apanhará a faca e, começando no leste, a erguerá acima da cabeça, para em seguida descê-la horizontalmente de modo que toque com suavidade e penetre na superfície do ovo, dizendo: *Assim como nos unimos no amor, possamos gerar o fruto desta união sagrada.*

✦ A mulher segura firmemente o ovo e diz:

Assim, ao informe é dada forma,
o potencial é moldado,
o ilimitado é trazido para dentro dos confins do tempo e do espaço.

✦ Leve o ovo e a faca para casa e os coloque juntos no recipiente em forma de ovo ou na travessa. Acenda uma vela dourada e uma prateada para a união do homem e da mulher, do Sol e da Lua, num lugar seguro do quarto de dormir e as deixem acesas enquanto vocês fazem amor.

✦ Antes de dormir, apaguem as velas com um sopro e enviem votos de saúde e de alegria, como as boas fadas da história, para o bebê que possam ter no futuro.

✦ De manhã, enrole o ovo e a faca em seda branca e coloque a segunda metade do recipiente em forma de ovo ou a tampa sobre eles até o final do ciclo lunar.

Você poderá criar um minicírculo de pedras em seu jardim, seguindo o padrão de um círculo real ou criando outro do seu agrado. Esse poderá ser um foco para rituais de fertilidade se vocês não puderem visitar um círculo de pedras regularmente e quiserem repetir o encantamento nos meses subseqüentes. Podem ser necessários vários meses até que os ritmos naturais do seu corpo sejam restabelecidos, e às vezes é necessário esperar o momento oportuno.

Fontes de Fertilidade

As fontes sagradas, consideradas uma passagem para o útero da Mãe Terra, sempre foram uma fonte da fertilidade para casais que queriam ter um filho. Quando o cristianismo se difundiu, as fontes antes dedicadas a deusas foram reconsagradas a santos cristãos ou à Virgem Maria, que assumiram as mesmas responsabilidades pela cura e pela fertilidade e, às vezes, conservaram nomes semelhantes e os mesmos dias de festa. As mais comuns são as fontes agora dedicadas a Santa Brigite ou Brida, a santa irlandesa do século V que tem o mesmo nome e a mesma data de festa da Deusa Tríplice dos celtas: Brigite, Brígida ou Brighde. A santa, às vezes, também é chamada de Maria dos Gaélicos (Mary of the Gael) ou de Segunda Maria, e, como mencionei no capítulo "A História do Amor e da Fertilidade", era considerada a parteira de Cristo, que amamentou o menino.

A Deusa celta Brigite casava-se ritualmente com o rei ou com o chefe no casamento sagrado anual realizado na sua festa Brigântia, que era celebrada na data que hoje é o dia de Santa Brida. Santa Brigite ou Brida, cujo animal era a vaca, e cujos milagres atestados centralizavam-se ao redor do leite e do fogo (a velha deusa era padroeira dos ferreiros), tornou-se a santa padroeira das mulheres grávidas, e tanto as mulheres que estão sentindo as dores do parto como aquelas que estão querendo um bebê ainda dirigem a ela as suas preces.

As fontes sagradas, tanto em épocas pré-cristãs como em cristãs, estavam associadas com o seio da Mãe Terra e, no Dia de Ano Novo, na Escócia, dizia-se que a primeira pessoa que bebesse da fonte sagrada teria o melhor da fonte e, em conseqüência disso, bênçãos durante o ano todo. Dizia-se que da fonte de Santa Illtyd, perto de Swansea, em Gales, fluía leite em vez de água, no Solstício de Verão.

Em antigas cerimônias, mulheres grávidas davam três voltas no sentido horário ao redor do poço ou da piscina, lavando o abdômen com as águas curativas, enquanto a mulher guardiã da fonte entoava *eolas*, antigas canções mágicas, sobre o ventre e os seios das mulheres.

No local de, pelo menos, uma fonte escocesa, um ritual de fertilidade era praticado no Século XIX sob a tutela do guardião, na qual as mulheres dançavam no sentido horário na água fria, molhando primeiro os pés, em seguida os seios e, por fim, os órgãos genitais, em total silêncio.

A Magia das Fontes da Fertilidade

Praticamente todas as fontes curativas têm rituais específicos que, de acordo com as tradições, precisam ser realizados para ativar o poder da água. Pode-se obter informações a respeito desses rituais na biblioteca da cidade mais próxima da fonte. Cada vez mais, velhos panfletos com o folclore local estão sendo reimpressos, à medida que os originais vão deixando de estar sujeitos a direitos autorais, e esses panfletos podem oferecer pistas. Porém, se você não conseguir descobrir nenhum detalhe a respeito dessas antigas cerimônias, siga os seus pés, as suas mãos e o seu coração, pois a trilha que nos leva de volta a esses velhos costumes está impressa nos nossos genes e pode ser descoberta se confiarmos em nossa sabedoria inata.

O dia Primeiro de Maio e o Solstício de Verão (24 de junho, o Mais Longo dos Dias)* e a Lughnassadh, a primeira colheita realizada no final de julho, são dias em que as energias das fontes podem ser sentidas com mais facilidade. Uma vez que os antigos festivais da fertilidade começavam no pôr-do-sol do dia anterior ao do festival e duravam até o pôr-do-sol do dia seguinte, os dias que antecedem ou sucedem esse período especial também é poderoso. As fontes cristianizadas eram consideradas oficialmente mais poderosas no dia do seu santo guardião, ou no Domingo de Páscoa ou no Domingo de Pentecostes, mas as antigas festas celtas continuaram a exercer a sua influência, especialmente nas pessoas que queriam que uma criança fosse concebida.

O ritual geralmente começava pouco antes do nascer do Sol e se completava antes da aurora. O suplicante aproximava-se da fonte vindo do leste, ou seja, a direção do Sol nascente, e caminhava ao seu redor no sentido horário, ou *deosil*, um número determinado de vezes, que era três para a Santíssima Trindade e para a Deusa Tríplice, ou nove, um antigo número místico de perfeição. Sempre se deixava uma oferenda para o espírito ou para a divindade da fonte ou da nascente. A origem das modernas fontes do desejo remonta à prática romana de se atirar moedas nas águas como pagamento por uma cura ou pela fertilidade.

As cerimônias de ataviar as fontes, em Derbyshire, em Gales, na Cornualha e em algumas partes da Irlanda, remontam ao antigo costume de deixar flores como oferendas; e pétalas de flores, folhas, bagas, musgos, penas, sementes e frutos de coníferas são comprimidos de modo a formarem intricadas figuras ou padrões. As pessoas mais ricas deixavam nas

---

* No hemisfério sul, 24 de junho, o Dia de São João, é o dia do Solstício de Inverno. (N.T.)

águas jóias, imagens em bronze e em prata da divindade a que se atribuiu uma cura, uma pulseira de identificação do bebê que nasceu ou imagens de criancinhas ou de mãe e filho. Muitos tesouros foram descobertos no fundo de fontes da Bretanha celta ou romana, e algumas dessas oferendas remontam à Idade do Bronze ou até mesmo antes.

☾

Ritual da Fertilidade numa Fonte dos Desejos

Você pode fazer a sua própria fonte dos desejos criando água sagrada e fazendo oferendas. Para isso, você precisará coletar água de chuva num grande recipiente de vidro transparente ou jarro de cristal. Em Gales, os bebês recém-nascidos eram lavados em água de chuva, pois se acreditava que isso os ajudava a falar mais cedo.

- ✦ Para remover qualquer acidez da atmosfera, coloque na água um cristal de quartzo transparente, formulando um pedido secreto enquanto o deixa cair. Deixe a água num jarro coberto com um tecido de malha fina, se possível num jardim ao ar livre do nascer do Sol até o cair da noite, para que absorva a força vital ou *prana* das flores e das árvores.

- ✦ Ao cair da noite, coloque uma cornalina alaranjada ou um pedaço de âmbar ao lado do cristal, formulando um desejo secreto para o bêbe ainda não concebido. Leve o jarro para dentro de casa, descubra-o e circunde-o com minúsculas velas de tons pastéis, deixando-as num lugar seguro para que queimem até o fim.

- ✦ Pouco antes do nascer do Sol da manhã seguinte, de pé no leste, caminhe ao redor do jarro três vezes e, enquanto descreve um círculo completo, deixe cair na água uma pequena flor branca e imaculada, dizendo:

Tríplice Brígida, três em uma, ó Deusa minha, traga a mim uma criancinha.
Tripla Mãe, ó santa Brida, sê parteira dessa vida.
Ó Tripla Mãe, uma em três é a conta, traga para mim uma criança.

[Triple Brigid, three in one, bring to me a little one./Triple Mother, sainted Bride, be a midwife at my side./Triple Mother, one in three, give, I ask, a child to me.]

✦ Acenda três velas móveis cor-de-rosa com formato de flores. Gire nove vezes cada uma delas, dizendo:

*Três vezes três eu ofereço fogo e combustão,
Molde, ó Brígida, o desejo do meu coração.*

[*Three times three, I offer fire,/Brigid, forge my heart's desire.*]

✦ Finalmente, borrife nove gotas de leite na água, dizendo:

*Gaélica Maria, eu ofereço leite,
Para que uma nova alma a existência aceite.*

[*Mary of the Gaels I give,/Milk that a new soul may live.*]

✦ Apague as velas ao nascer do dia e, depois de remover essas velas e os cristais, despeje o líquido restante em água corrente, por exemplo sob a torneira do banheiro.

✦ Se você tiver, no jardim, um recipiente especial para água, deixe cair dentro dele uma moeda a cada dia e faça os seus pedidos secretos.

Ritual Moderno para Aumentar a Potência

A magia é uma tradição que tem evoluído ao longo dos séculos. Às vezes, as pessoas realizam rituais que sempre foram encenados em certos lugares, imitando ações que elas testemunharam, talvez sem estarem cientes de que estão se inspirando em alguma antiga cerimônia ou tradição que nunca deixou de existir. Outros se dirigem para um determinado local e percebem que estão se comportando puramente com base no instinto, da mesma maneira que as pessoas podem ter agido centenas de anos atrás.

Em Alhama de Granada, em Andaluzia, na Espanha, há fontes de água quente que outrora foram usadas pelos romanos e pelos mouros nos séculos XI e XII. Os banhos mouriscos são hoje parte de um hotel, mas os habitantes locais recorrem às fontes abertas, próximas ao rio. Nessas fontes, a água jorra de um orifício na rocha formando piscinas de calor decrescente, até chegar à piscina fria, esculpida pelo próprio rio.

Observei nesse local o que parecia um ritual moderno para aumentar a potência e talvez a virilidade, embora eu não tenha conseguido verificar as suas origens. Em intervalos de alguns minutos, jovens subiam de mobilete até a ponte que cruza o rio e se desnudavam, ficando de ceroulas brancas. Então, eles ensaboavam os órgãos genitais sob a fonte e lavavam o corpo todo, antes de vestirem o *jeans* com o corpo ainda molhado e desaparecerem na escuridão da noite. Minhas observações foram puramente no interesse da pesquisa.

SETE

Adivinhações de Amor

Quando criança, talvez você tenha arrancado pétalas de uma margarida ou soprado as sementes de um dente-de-leão, recitando a velha fórmula: "Bem me quer, mal me quer." Quase sem perceber você estava lançando mão de um velho encantamento de amor usado pelos amantes ao longo dos séculos. Os dentes-de-leão também servem para transmitir amor; dizem que soprar as sementes de um dente-de-leão maduro na direção de um amante transportará os seus pensamentos, e também esclarecerá dúvidas relativas à fidelidade e às intenções do amado.

Encontrarei a pessoa certa? O meu amor atual durará? Ele é o meu verdadeiro amor? Devo me casar ou me dedicar à minha carreira? Será que devo deixar o meu marido/minha mulher e viver com meu/minha amante? Ele/ela é fiel a mim? Nenhuma dessas decisões cruciais deve ser feita apenas com base na adivinhação, pois a lógica, o bom senso e as emoções, bem como o efeito de fatores externos e a intervenção, bem-vinda ou não, de outras pessoas não podem ser ignorados. Porém, se a solução não for clara ou se houver muitas questões conflitantes, a adivinhação pode nos proporcionar respostas advindas de informações fora do alcance da mente consciente.

Como o amor ocupa uma posição central nas vidas de tantas pessoas e está associado a fortes emoções, a adivinhação de amor, durante centenas de anos, tem sido praticada pelos amantes, que lançavam mão das ferramentas de jardinagem, de utensílios de cozinha ou consultavam as folhas de chá das avós, em vez de contar com sistemas mais formais, como as cartas de Tarô ou as previsões astrológicas feitas por profissionais. Por essa razão, a adivinhação de amor conservou um toque caseiro, quase rústico; enquanto as criadas trabalhavam, elas faziam perguntas a respeito da sua felicidade futura espalhando ervas arrancadas do jardim, plantando hortaliças batizadas com o nome do amado para ver quais cresciam mais fortes e mais depressa ou fazendo bolotas de carvalho flutuarem na água, para acompanhar o progresso de um novo relacionamento.

Como a Adivinhação de Amor Funciona

A identificação da pessoa amada funciona com base no mesmo princípio de toda adivinhação: quem faz a pergunta seleciona, por meio de um processo aparentemente aleatório, letras ou palavras que, de algum modo, formam o nome da pessoa que o inconsciente profundo diz que é ou que será a pessoa certa para quem faz a pergunta. A introvisão provém dessa área de sabedoria em que as fronteiras entre o passado, o presente e o futuro não são claramente definidas, ou, como outras pessoas acreditam, é proporcionada pelo seu anjo da guarda; estas não são, em absoluto, concepções contraditórias. Os métodos podem ser incrivelmente simples ou complexos, como mostram os rituais a seguir; tente realizá-los com uma mente aberta e com alegria, e você poderá ficar surpresa com os resultados. Se você é feliz com um companheiro, não use rituais para descobrir quem é o seu verdadeiro amor, a não ser que você esteja com muitas dúvidas. Porém, mesmo nesse caso, você fará melhor se recorrer à bola de cristal ou à adivinhação pelo espelho.

Adivinhação com Maçãs

As maçãs têm sido associadas com o amor e com a fertilidade em culturas tais como as dos celtas, dos vikings, dos gregos e dos romanos, e por isso esses rituais são de fato muito antigos.

Descasque uma maçã transformando a casca numa longa tira. Em seguida, segure uma extremidade da tira e gire-a em círculo, ao mesmo tempo que repete o alfabeto em voz alta. A letra do alfabeto que você citar quando a casca se partir será a inicial do primeiro nome do seu futuro amor. Há quem prefira atirar a casca por sobre o ombro direito e ver que letra ela forma, ou que letra ela sugere ao cair.

Dizem também que é possível descobrir com quem a pessoa se casará torcendo o cabinho de uma maçã e pronunciando as letras sucessivas do alfabeto, uma letra para cada torção. A letra que a pessoa pronunciar quando o cabinho se desprender da maçã é a inicial do primeiro nome do seu futuro esposo ou da sua futura esposa. Para encontrar a inicial do segundo nome, dê pancadinhas na maçã com o cabinho, uma para cada letra consecutiva do alfabeto, até que ele consiga furar a casca da maçã.

Para descobrir de onde virá esse amor, dê um piparote numa semente de maçã, enquanto entoa estes versos:

Vem, grãozinho, vem saltar
Do meu dedo polegar
E me dizer de que lado
Meu amor vai despontar.
Leste, Oeste, Norte ou Sul,
venha ele de onde for
Salte, grãozinho, na boca
do meu verdadeiro amor.

[*Kernel come,/Kernel hop over my thumb/And tell me which way/My true love will come./East, West, North or South/Kernel jump into my true love's mouth.*]

O lugar onde a semente cair indicará a direção de onde virá o seu futuro amor. Se ela permanecer parada ou se voar verticalmente e cair nas imediações de onde partiu, seu amor está muito perto de você. Algumas pessoas jogam a semente sobre um mapa, e então visitam a cidade ou até mesmo o país onde a semente caiu, na esperança de lá encontrar o seu verdadeiro amor.

A Bíblia e a Chave

Tradicionalmente, este ritual era realizado na virada do ano utilizando-se uma pequena Bíblia e a chave da porta presa numa corrente ou barbante. Na verdade, o ritual pode ser praticado em qualquer época de transição, seja ela uma ocasião especial para a pessoa, ou ao cair da noite, à meia-noite ou ao nascer do Sol.

✦ Abra a Bíblia na página do *Cântico dos Cânticos*, Capítulo 8, versículos 6 e 7, e recite as palavras:

Põe-me a mim como um selo sobre o teu coração, como selo sobre
o teu braço, porque o amor é tão forte quanto a morte ...

Muitas águas não puderam estancar o amor, nem os rios terão força para o afogar.
Se um homem der todas as riquezas de sua casa pelo amor, ele só obterá desprezo.

✦ Deixe a chave na fechadura enquanto você escreve as letras do alfabeto em pedaços de papel ou de papel-cartão, misture-as e as coloque aleatoriamente com a face voltada para baixo, formando um círculo.

✦ Pegue a chave, coloque a Bíblia aberta no centro do círculo e amarre a chave numa longa fita vermelha. Segurando a fita com o dedo anular, caminhe ao redor do círculo no sentido horário. A chave balançará na tira vermelha.

✦ Continue a caminhar ao redor do círculo até que a chave permaneça parada sobre uma das letras. A letra para a qual a chave está apontando é a inicial do primeiro nome do seu verdadeiro amor.

✦ Para encontrar a inicial do sobrenome do seu amor, junte as letras mais uma vez, embaralhe-as e as recoloque em círculo, com a face voltada para baixo. Recite novamente os versos e em seguida segure a chave sobre cada letra, uma por vez, até que ela pare de balançar. Você constatará que, nas duas vezes, a chave irá parar de maneira bastante evidente sobre uma letra.

✦ Recoloque a chave na Bíblia, amarre-a com a fita e coloque-a perto da sua cama. Você sonhará com o seu amor e ele revelará o seu nome completo.

O Propósito da Adivinhação de Amor

Mas você pode realmente confiar na casca da maçã ou numa chave para revelar informações tão vitais quanto essas? Há alguns anos, realizei o ritual de adivinhação com a maçã, num programa transmitido ao vivo, com uma apresentadora de TV muito conhecida, e as iniciais não eram as do marido dela. Rimos evocando velhas paixões e admiradores secretos, mas o que eu não sabia é que o casamento dela, aparentemente idílico, estava passando por dificuldades, embora a infidelidade do seu marido só fosse descoberta alguns anos depois. No entanto, também sei de casos em que um clarividente revela o nome do futuro cônjuge de uma pessoa, o que acaba por destruir um relacionamento amoroso existente ou evitar um em potencial só porque o parceiro tem um nome diferente do que fora previsto.

Assim como parece que somos capazes de escolher, por meio de algum processo de telecinesia — o poder da mente para influenciar objetos inanimados — as cartas corretas do Tarô, por exemplo, para responder a uma pergunta específica, do mesmo modo essas antigas formas naturais de adivinhação refletem o conhecimento que provém das profundezas do nosso inconsciente, e que não está restrito pelo tempo e pelo espaço, como estão os processos de pensamento mais conscientes. O que esses velhos encantamentos de previsão oferecem não é uma profecia gravada na pedra, mas introvisões da complexa teia de muitos níveis das experiências passadas e dos acontecimentos presentes e dos potenciais, e que poderão nos alertar para algum aspecto do relacionamento que necessite de atenção, usando a lógica e o bom senso, assim como as emoções.

As previsões geralmente não se referem a um amor que aparecerá daqui a dez anos ou a um homem ou mulher que morem do outro lado do mundo, a não ser que você pretenda viajar para lá num futuro próximo. Elas se referem a alguém que esteja, de certa forma, perto de você, quer seja um amigo ou amiga ou um colega de trabalho. Por exemplo, se o nome Owen Richards ou as iniciais O R aparecerem na adivinhação e se você de fato conhece um Owen Richards que trabalha na Contabilidade, mas com quem você nunca falou porque se sente atraída por James Moody, que mora com a namorada dele no andar de cima, talvez o seu subconsciente esteja dando a você uma dica sobre a melhor direção a seguir. Mesmo que você aceite a teoria da alma gêmea — segundo a qual todos nós temos um homem ou uma mulher com quem estamos ligados num nível mais profundo —, há muitas pessoas com as quais poderíamos ser muito felizes com um pouco de esforço de ambas as partes. Às vezes, é uma questão de se reconhecer essa pessoa ou de aceitar um pouco mais a realidade, em vez de esperar em vão pelo amante dos seus sonhos.

Da mesma maneira, quando você realiza um dos antigos rituais de fidelidade, uma variação do "mal me quer, bem me quer", você pode estar fazendo mentalmente a pergunta: "Poderei confiar nessa pessoa não apenas agora, mas também no futuro?"

Para Descobrir se um Amor é Verdadeiro

Um método tradicional de testar a fidelidade consiste em atirar sementes de maçã no fogo, enquanto diz:

Se me amas, dê um estalo e pule bem folgada
Se me odeias, deite e morra estorricada.

[*If you love me, pop and fly/If you hate me, lay and die.*]

Diz-se o nome da pessoa amada. Se a semente rebentar com um estalo, isso é uma prova de amor. Se ela queimar tranqüilamente, não há afeto real por parte da pessoa nomeada.

Naturalmente, você não deve se divorciar de uma pessoa com base no que lhe diz uma semente de maçã. Porém, se a semente não estalar, isso poderá refletir uma preocupação subjacente que você precisará resolver, quer o problema resida em sua própria insegurança — talvez um companheiro anterior a tivesse traído — quer o caráter mulherengo do seu amante seja de fato um problema e você esteja se perguntando se vale a pena assumir compromissos futuros ou, talvez, começar uma nova família.

Opções: Com Quem Devo me Casar?/ Será que Devo Realmente me Casar?/ Devo me Declarar ou Permanecer Calada?

Esses feitiços opcionais exigem tempo para a sua realização, o que difere muito da maneira imediatista com que as pessoas costumam tomar decisões hoje em dia; se você tiver uma decisão a tomar e o caminho não for claro, esses encantamentos poderão dar a você a oportunidade de pensar melhor sobre o assunto e tomar uma decisão no tempo certo. Confiando suas escolhas, temporariamente, à Mãe Terra, os mecanismos mais profundos da sua psique poderão sondar fatores conhecidos e desconhecidos. À medida que cuida das plantas, você confere a cada uma delas diferentes aspirações e emoções, e hoje poucas pessoas duvidam daquilo que os nossos ancestrais sabiam instintivamente: que os nossos pensamentos podem afetar o crescimento das plantas.

Embora os nossos ancestrais recorressem principalmente a esses métodos para escolher um pretendente, você poderá facilmente adaptar esses métodos para ajudá-la a fazer uma escolha entre várias opções, plantando, por exemplo, o número de cebolas ou de cenouras necessário para representar as diferentes opções que você tem com respeito ao amor.

Adivinhação por Meio de Sementes e de Plantas

Cebolas

A forma mais comum de adivinhação de amor entre as jovens consistia em escrever o nome de vários pretendentes em cebolas e colocá-las num lugar quente. A primeira que brotasse seria aquela com o nome do seu verdadeiro amor. Você também poderá desenhar um símbolo ou as iniciais de uma decisão que poderá tomar vários cursos, dotando cada uma delas com as emoções que estarão associadas com a escolha desse caminho em particular. Depois que você tiver definido as opções que tem, evite pensar a respeito delas e deixe a sua mente inconsciente trabalhar.

Cenouras

Essa é uma hortaliça menos irritante que a cebola mas que funciona igualmente bem. Corte as extremidades de duas cenouras ou mais, seja para escolher entre pretendentes em potencial seja para tomar decisões amorosas. Uma ponta de cenoura pode significar "sim" e a outra "não", uma para "vá embora" e a outra "fique", uma para declarar amor e a outra para prorrogar a declaração. Se quiser, escreva os nomes ou expresse as decisões a serem feitas em papel e os deixe debaixo das cenouras, sob cada escolha.

Coloque as pontas das cenouras num pires e acrescente apenas um pouco de água quando as cenouras secarem (água em demasia fará com que elas fiquem mofadas). Deixe-as num lugar quente. Fique atenta para ver que cenoura brota primeiro e esta dará a resposta. Você precisará esperar alguns dias. Use esse tempo não para pensar a respeito da decisão amorosa ou das pessoas, mas para tornar mais satisfatória a sua vida presente.

Mostarda e Agrião

Sementes de mostarda e de agrião, colocadas em dois pires ou mais sobre chumaços de algodão ou pedaços de pano umedecidos, constituem um método de adivinhação ainda mais rápido. Espalhe generosamente as sementes sobre os pires que representem diferentes pessoas ou escolhas amorosas. À medida que o fizer, visualize cada pessoa ou decisão e os invista com sentimentos positivos. Se as sementes secarem, regue-as suavemente, imaginando que a água está dando vida às suas futuras possibilidades e à sua futura felicidade. Se você estiver em dúvida entre duas pessoas, e não a respeito de uma questão cuja resposta seja sim ou não ou aja ou espere, você poderá dispor as sementes na forma das iniciais das pessoas em questão.

Adivinhação por Meio de Flores

A adivinhação por meio de flores é mais sutil, pois, enquanto você observa o desenvolvimento de cada flor, pode acompanhar o desdobramento de cada opção. Coloque dois ou mais botões de rosa idênticos, um para cada escolha, em vasos idênticos e observe qual deles desabrocha primeiro. Isso poderá indicar a melhor opção a curto prazo, mas continue a cuidar das flores para ver qual delas durará mais tempo; essa poderá ser a melhor, e talvez a mais fácil, decisão ao longo de um certo período de tempo. Alguma flor apresentou um crescimento rápido e permaneceu viçosa durante mais tempo, antes de morrer rapidamente? A adivinhação por meio de flores funciona melhor se você der suaves pancadinhas nos caules, enquanto exprime em voz alta os seus sentimentos a respeito de cada opção, repetindo esse procedimento todos os dias ao regar os botões. Se se tratar de um problema antigo, utilize sementes de alfazema, de sálvia ou de alecrim, e observe o progresso de cada semente ao longo de um período de semanas.

Por exemplo, Gina plantou duas sementes para tentar adivinhar se o seu amante Tony deixaria a mulher dele no lapso de três meses, como prometera, ou se se tratava apenas de mais uma mentira. Ambas as sementes cresceram rapidamente no início, embora ela prestasse atenção especial àquela que prometia que o seu amante ficaria com ela. No entanto, quando o prazo de três meses estava se esgotando, a planta que representava sua vida juntos começou a definhar. Embora ela esperasse que isso fosse apenas uma coincidência, quando Tony começou a dar muitas desculpas, ela lhe pediu que fosse embora — e sentiu que estava preparada para esse momento.

As Opções Florais de Anna

Anna estava na casa dos cinqüenta anos e se divorciara do marido havia dez anos. Ela conheceu Nick, um viúvo, enquanto passava férias na África do Sul, e eles iniciaram um relacionamento intenso. Depois que ela voltou para casa, trocaram cartas amorosas, mas Nick não sugeriu que se encontrassem novamente. Deveria ela voltar para a África do Sul e se arriscar a sofrer uma rejeição ou deveria esperar para ver se ele se disporia a vir para a Inglaterra ou sugerir que ela fosse para a África novamente?

Anna escolheu dois botões de rosa cor-de-rosa, o que, na linguagem das flores, significa: "Tenho medo de demonstrar meu amor." Um dos botões significava "esperar" e o outro "ir para a África do Sul". Antes de colocar cada um deles na água, ela os segurou e deu pancadinhas nas pétalas, considerando os aspectos positivos de ambos os caminhos.

A cada manhã, ela acrescentava um pouco de água e, conforme tocava as flores, continuava a visualizar os cenários mentalmente: o prazer de receber cartas amorosas e de prosseguir com a sua confortável vida na Inglaterra ou pegar o primeiro avião, chegar na brilhante terra ensolarada e ser abraçada ... ela não conseguia visualizar o que acontecia dali em diante.

A flor que representava a opção "vá para a África do Sul" desabrochou primeiro. Mas Anna não estava convencida. Ir para a África do Sul poderia inicialmente provocar uma reação do namorado, mas o relacionamento duraria ou ela deveria se contentar com uma amizade a longa distância e com a possibilidade de que algum dia Nick a convidasse ou surgisse diante da porta dela?

Anna continuou a cuidar das flores e, quando olhava para a opção da África do Sul, cenas de uma relação cada vez mais profunda surgiam espontaneamente. Pura fantasia? A opção "vá para a África do Sul" continuou a florescer até muito depois que a outra rosa havia murchado. Como um presságio, Nick enviou a Anna um buquê de rosas amarelas por reembolso postal internacional — e então ela comprou sua passagem antecipada. É claro que ela não baseou sua decisão inteiramente nas opções florais, mas os resultados confirmaram o que ela sentia profundamente, mas temia admitir: se ela não fosse, poderia se lamentar por isso durante toda a sua vida.

Adivinhação de Amor com Água para Acompanhar o Progresso de um Relacionamento

Coloque duas bolotas de carvalho numa grande tigela com água. Uma delas simbolizará você e a outra seu amado.

✦ Se elas flutuarem instantaneamente para perto uma da outra, o relacionamento irá se desenvolver com rapidez. Se a relação entre vocês é de longa data, vocês estão próximos um do outro e num nível muito profundo.

✦ Se as bolotas flutuarem para longe uma da outra, ou se tomarem sentidos opostos, talvez você tenha uma preocupação que precise compartilhar ou não esteja preparada para um compromisso mais sério. Vá devagar.

✦ Se elas flutuarem para perto uma da outra e em seguida se afastarem voltando a se aproximar, o relacionamento de vocês é, como qualquer outro, pontuado de altos e baixos, mas talvez precise de mais romantismo para reavivar a chama da paixão.

✦ Se apenas uma bolota se mover, isso significa que apenas um parceiro está se esforçando para levar o relacionamento adiante — valerá a pena prolongar essa situação indefinidamente?

✦ Se nenhuma bolota se mover, então ou não existe atração verdadeira ou vocês estão passando por um período de estagnação que travou os dois numa posição obstinada.

Você poderá acrescentar outras bolotas para as pessoas que influenciam o seu relacionamento — parentes, filhos, sócios — e o movimento entre as bolotas pode ser muito revelador. Olhe em especial para a bolota que se posicione entre você e o seu amado — pode não ser quem você pensa, ou então um de vocês pode estar conspirando, embora inconscientemente, para gerar um conflito. Algumas pessoas podem ficar cheias de si quando têm um companheiro e um parente próximo competindo pela atenção delas.

Se o seu amado estiver ausente ou afastado mas a adivinhação sugerir que vocês ainda sentem confiança ou otimismo, pegue duas bolotas com folhas de carvalho ainda presas a elas. Envolva estas em folhas de freixo nas quais ainda estão presas as sementes ou os frutos secos. Coloque-as debaixo do travesseiro, dizendo: *"Cúpula de bolota, vagem de freixo, traz meu verdadeiro amor seguro para mim."* [*Acorn cup and ashen key, bring my true love safe to me.*]

Se você não conseguir achar bolotas, use rolhas de cortiça, de preferência vindas de garrafas usadas numa celebração de amor ou de família.

Adivinhação por Meio de Espelhos

Os espelhos sempre tiveram um significado mágico nas adivinhações. Enquanto os amantes, ao longo dos séculos, ficavam de pé na frente de um espelho, preparando-se para um encontro marcado, eles dotavam o espelho de todos os seus poderosos sentimentos a respeito do seu relacionamento ou da expectativa de um encontro com um novo amor. Acreditava-se que era possível ver a alma refletida num espelho, não apenas a própria, mas também a de um futuro amante, mesmo que ele não estivesse presente. Como a imagem que se vê no espelho é a presença etérica do amante, isto é, a imagem do espírito dele invocada psiquicamente por meio da adivinhação, o ideal é realizar esse tipo de adivinhação numa quinta-feira, o dia de Júpiter e do deus nórdico Thor, associados com as experiências de viagem xamânica fora do corpo ou com as viagens da alma (veja também o capítulo "Sonhos de Amor").

Adivinhação Tradicional de Casamentos por Meio de Espelhos

Na Europa medieval, acreditava-se que uma mulher solteira podia ver a imagem do futuro marido se descascasse uma maçã e penteasse o cabelo diante de uma vela acesa, na frente de um espelho, na noite de Halloween, um dos períodos de transição.

Muitos encantamentos antigos utilizados para revelar um amor verdadeiro num espelho, não apenas no Halloween mas em qualquer um dos festivais do amor, envolviam o ato de pentear os cabelos num ritmo compassado, mesmérico, para embalar a mente levando-a a um estado meditativo, especialmente à luz do luar. Enquanto a garota olhava fixamente no espelho, ela evocava com suavidade o nome do seu amado ou de um amor desconhecido, se ela não tivesse companheiro, e entoava versos tradicionais como este:

Espelho, espelho, traga para mim
Uma pura e verdadeira visão
Da pessoa que está esperando
Em mares azuis pela minha mão.
Além da mais alta montanha,
Ao longo da rua do vilarejo,

Venha por dentro do vidro, meu amor,
Que o nosso encontro é o nosso desejo.

[*Mirror, mirror, send me/A vision pure and true,/Of he who is waiting/Over seas so blue./Beyond the tallest mountain,/Along the village street,/Come within the glass, my love,/That we therein may meet.*]

Quando o relógio soava meia-noite, uma visão do verdadeiro amor aparecia no espelho por cima do ombro direito da garota. Esse método é especialmente bom não apenas para se descobrir a identidade de um futuro marido ou esposa, mas também para quaisquer assuntos que a incomodem ou deixem ansiosa com respeito a algum aspecto do relacionamento, pois você poderá ver cenas de felicidade futura com um companheiro daqui a muitos anos que garantirão a você que o amor irá durar.

Adivinhação por Meio da Vela e do Espelho

A adivinhação com espelho pode ser utilizada não somente para identificar um futuro amor, mas também para obter imagens de um relacionamento atual ou futuro, e, o que é mais importante, uma vez que o futuro não está predeterminado, para indicar pontos de mudança em potencial, que, se conhecidos antecipadamente, poderão ser usados para aumentar a felicidade. No entanto, a visão de uma briga no espelho não significa que ela acontecerá de fato; trata-se apenas de um sinal da existência de conflitos subjacentes que precisam ser tratados com sensibilidade. Graças a essa visão, pode-se mudar uma possível cena futura por outra mais positiva. O método mais eficiente de adivinhação por meio do espelho que eu já encontrei consiste em fazer refletir uma ferradura de pequenas velas cor-de-rosa ou brancas num grande espelho oval, de modo que você não consiga ver as chamas diretamente, e em seguida acender uma grande vela em forma de coluna de modo que ela se reflita no centro do espelho.

✦ Sente-se do lado do espelho de modo que não consiga ver a sua própria imagem refletida e deixe uma janela aberta ou use um pequeno ventilador para que a luz da vela bruxuleie no espelho. Se você quiser modernizar o encantamento, deixe que o brilho de uma lâmpada de fibras ópticas móveis reflita no espelho em vez de usar a vela em forma de coluna.

- Posicione-se de maneira que você possa olhar para o reflexo da vela ou da lâmpada no espelho e não para a própria vela ou lâmpada.

- Faça uma pergunta que lhe ocorrer espontaneamente, a respeito da sua vida amorosa; feche os olhos, abra-os e olhe para o lado superior esquerdo do espelho. Essa área representa o que está saindo da sua vida. Você poderá ver uma imagem, talvez toda uma cena, em sua mente ou projetada no espelho, ou então poderá ouvir uma série de palavras. Cada uma dessas opções é uma forma legítima de adivinhação por meio do espelho ou "bola de cristal". Mesmo que elas se reflitam no espelho, as imagens serão apenas fugazes, e portanto não tente observá-las em detalhes ou você perderá a impressão. Não se preocupe com o fato de você poder estar imaginando figuras. A imaginação é a porta entre os mundos consciente e inconsciente, o veículo da psique, e é onde começa a experiência adivinhatória. Confie na sua imaginação e ela o levará ainda mais longe, para os domínios da magia e do mistério.

- Feche os olhos novamente, abra-os e olhe para o centro do espelho; veja o que está à sua volta, aspectos do que pode estar oculto da sua visão consciente.

- Feche os olhos pela terceira vez, abra-os e olhe para o lado inferior direito do espelho, que indica aquilo que está ingressando em sua vida. Embora a adivinhação de amor geralmente reflita apenas o futuro imediato, você poderá ver a si mesma com um filho, ou você e seu companheiro com uma aparência um pouco mais velha. Esse é apenas um futuro em potencial, e se o seu amor não estiver lá, isso não significa que vocês se separaram; significa apenas que outro aspecto da sua vida poderá estar em primeiro plano.

- Apague com um sopro a vela principal e envie luz ao seu amado.

- Agora você poderá descrever ou desenhar as imagens que você viu, e constatar que os símbolos são aqueles que você conhece desde criança, e que para você têm um significado único; crie uma história com base nessas imagens e elas esclarecerão suas dúvidas acerca do seu relacionamento.

Adivinhação com Água

Esse tipo de adivinhação consiste em se fazer três perguntas de cunho amoroso enquanto se contempla o interior de uma piscina natural com a água agitada por ondulações. Vá até uma fonte sagrada e você encontrará uma árvore perto dela. Os mais antigos mitos de muitas terras contam a respeito de uma Árvore do Mundo, o eixo que sustenta os diferentes mundos da existência, o céu, a Terra e o mundo subterrâneo, alinhados pela Estrela do Norte ou Estrela Polar; aos pés da Árvore do Mundo, ou sob suas raízes, havia duas fontes ou piscinas nas quais você podia olhar fixamente para conhecer detalhes do seu caminho futuro.

Na mitologia viking, Yggdrassil era a Árvore do Mundo, um freixo que sustentava nove mundos. Debaixo da árvore havia duas fontes: a Fonte de Mimir ou do Conhecimento (o Deus Pai Odin deu um dos seus olhos em troca de beber da sabedoria que emanava dessa Fonte) e a Fonte de Wyrd, guardada pelas três Nornas ou Destinos, que faziam a adivinhação por meio da contemplação da água para determinar o que ocorreria, dada a complexa interação entre passado, presente e futuro, que se realizava e se alterava diariamente.

✦ Quando a Lua estiver cheia, ou quase cheia, e brilhando intensamente, visite uma piscina natural ou um lago à noite, sobre o qual pendam árvores: um salgueiro, para a Deusa Lua; uma aveleira, para a sabedoria; um freixo, para a força e a cura; uma sorva, para a proteção; ou um carvalho, para a sabedoria. Identifique a Árvore do Mundo simbólica, que pode estar ligeiramente afastada das outras, ser mais alta e mais ereta, mas ainda assim se refletir na água.

✦ Se a noite estiver clara, localize a Estrela Polar, que marca o eixo da Árvore do Mundo arquetípica, ou use um globo celeste ou uma imagem de computador para identificar essa estrela, e olhe para ela através dos ramos da sua Árvore do Mundo simbólica. Em seguida, olhe para baixo, para dentro da água, seguindo o eixo da Estrela Polar, ou, se não puder vê-la, escolha qualquer outra estrela que esteja diretamente acima de sua cabeça ou a própria Lua. Dizem que as visões mais nítidas são vistas nessa linha descendente direta, pois a árvore e o luar projetam padrões constantemente mutáveis.

✦ Iluminados pela Lua cheia, os lagos eram chamados de espelhos de Diana e representavam um instrumento intemporal para fazer adivinhações relativas ao amor. Se a noite estiver escura, você precisará complementar a luz natural com velas altas de jardim.

✦ Encontre três pedras muito brancas que estejam tão perto da piscina natural quanto possível.

✦ Você pode fazer três perguntas, uma para cada uma das Nornas: a primeira a respeito do passado e de como ele afeta o seu relacionamento, a segunda a respeito do curso atual dos acontecimentos, e a terceira a respeito do futuro. Pense cuidadosamente, pois as perguntas são preciosas, e, à medida que você as formular, poderá vir a entender alguma coisa a respeito das suas verdadeiras preocupações.

✦ Atire uma pedra na piscina natural, fazendo as suas perguntas em voz alta, e, para obter a resposta, observe os padrões de ondulação formados pela luz. Da mesma maneira, formule a segunda e a terceira pergunta.

✦ Suas perguntas talvez não sejam respondidas diretamente. Os antigos eram aficcionados por ondulações e gostavam de responder uma pergunta com outra, de modo que se podia receber uma série de imagens, palavras misturadas e até mesmo fragmentos de versos ou de canções. Se isso não fizer sentido no momento, sente-se tranqüilamente sob a luz da Lua ou das velas, olhando para a água e não forçando qualquer associação. Elas surgirão de maneira natural em sonhos e ao longo dos dias seguintes.

✦ Se você não tiver um acesso seguro a uma piscina natural à noite, circunde com velas brancas virgens uma grande vasilha prateada ou de vidro transparente e jogue sobre a água um ramo de salgueiro ou de outra árvore que também seja associada à água, de modo que ela forme padrões na água.

✦ Deixe cair na água três pedras-da-lua ou pequenos cristais de quartzo à medida que formula suas perguntas, e deixe que as imagens se formem na sua mente.

OITO

O Fim do Amor

Quando o amor termina, a tristeza é como um luto, com todas as emoções a ele associadas: aflição, lamento, culpa e perda. A poesia de amor, ao longo das eras, expressou as agonias da infidelidade, da traição e da partida, em palavras pungentes:

> Abril é o rosto da minha amada
> E julho em seu coração fez morada
> Dentro de seu ventre está setembro
> Mas em seu coração um frio dezembro.

[April is my mistress's face/And July in her heart hath place/Within her bosom is September/But in her heart a cold December.]

POETA ITALIANO ANÔNIMO

O poeta romântico Shelley escreveu sobre o amor perdido em "The Flight of Love" (O Vôo do Amor):

> Tuas paixões te agitarão,
> Como a tormenta agita o corvo
> Rirá de ti a luz da razão
> Como o sol ri de um céu brumoso.
> A viga que apóia o teu ninho
> Apodrecerá, e a tua morada
> de ave das alturas, ao escarninho
> Te entregará despido, quando
> Caírem as folhas e, em duras
> Rajadas, o vento frio chegar uivando.

[*Its passions will rock thee,/As the storms rock the ravens on high/Bright reason will mock thee/Like the sun from a wintry sky./From thy nest every rafter/Will rot, and thine eagle home/Leave thee naked to laughter/When leaves fall and cold winds come.*]

Quer você opte por se afastar, por saber que, se não fizer isso, o relacionamento destrutivo que mantém acabará por afligi-la, quer a despedida seja mútua ou você se veja traída, rejeitada ou abandonada, é quase impossível evitar uma sensação de fracasso. Pior de tudo, se o ex-parceiro ou o companheiro está atormentado pela culpa, talvez por tirar tudo de você, ou abandoná-la com filhos, ele poderá tentar "assassinar" sua personalidade, convencendo-a de que você merece ser abandonada e que ninguém jamais encontrará em você nada que não seja repulsivo, entediante e totalmente inadequado. Um ex-amante me deixou tão carente de autoconfiança que, ironicamente, eu me tornei todas as coisas que ele afirmou desprezar em mim e eu precisei de mais de dois anos para recuperar um pouco da minha auto-estima. Mas o sol sempre brilha novamente e, como qualquer aflição, o tempo cura, embora lentamente e não de maneira completa.

A magia pode ser utilizada não para se obter vingança, pois, graças à lei kármica, eu vi repetidas vezes palavras cruéis e ações vis repercutirem sobre o próprio autor. Mas o ritual pode eliminar sentimentos negativos e dúvidas que paralisem a pessoa traída, impedindo-a de agir ou tomar qualquer decisão e renovando o sofrimento num círculo sem fim. Esses sentimentos podem ser expressos simbolicamente e em seguida removidos ritualmente e, embora possa ser necessário repetir muitas vezes o encantamento, cada vez que ele for realizado o praticante fica mais forte e sua dor diminui.

Ainda mais difícil é a situação em que você está presa a um relacionamento abusivo ou emocionalmente desgastante, ou a um parceiro cruel ou infiel que retorna prometendo ser diferente, mas volta a apresentar o mesmo comportamento destrutivo em algumas semanas ou dias. Se você está com um companheiro controlador ou se um ex-companheiro ainda a manipula, talvez por meio dos filhos ou interferindo em sua vida, você talvez se pergunte se um dia conseguirá se libertar.

Também nesses casos, o ritual poderá enfraquecer esses laços e você poderá repeti-lo antes que ocorra um confronto ou um encontro, de modo que você fique suficientemente forte para resistir à chantagem emocional. Há também neste capítulo detalhes de cerimônias de separação apropriadas para os casos em que ainda restam sentimentos de amizade ou em que seja preciso conviver com o ex-parceiro e manter com ele um relacionamento cordial, seja pelos filhos ou pelo fato de vocês precisarem se encontrar socialmente ou no ambiente de trabalho.

Livre-se da Tristeza e da Aflição por Meio da Água

A água, especialmente das fontes sagradas, sempre foi, desde épocas imemoriais, usada para expulsar a doença e a tristeza. Nos banhos romanos de Bath, no Reino Unido, consagrados à deusa celta-romana Sulis Minerva, barras de chumbo eram atiradas na água para expressar ira devido a tratamento injusto, propriedades roubadas e acusações falsas. Infelizmente, quando o chumbo começava a se dissolver, não só o perpetrador era supostamente punido como a água também ficava poluída. No entanto, o princípio é verdadeiro e, caso você queira se livrar dos seus sentimentos negativos de uma maneira mais rápida e ecológica, lance mão de uma versão moderna desse ritual que utiliza sabão. Esse é um encantamento que você pode usar todas as vezes em que foi dominada pela dor, pelo arrependimento e pelo desgosto.

✦ Pegue uma barra de sabão em miniatura — uma marca barata de sabão de cor branca ou creme está bem, mas você poderá usar um sabonete à base de eucalipto, alecrim ou *tea tree*, que são purificadores naturais.

✦ Pense numa palavra ou num símbolo visual que represente sua tristeza ou sua situação. Evite pensar no nome do seu ex-companheiro, pois você não poderá se livrar dele sem afetar o seu próprio karma; no entanto, você poderá trabalhar para se libertar da influência dessa pessoa.

✦ Se você tiver uma espátula para cortar papel, entalhe a palavra ou a imagem no sabão; o *athame* ou faca ritual é, em magia, o instrumento do elemento Ar, que dá a você a lógica e o poder do aço para vencer a indecisão e a dúvida. Tenho uma faca de prata que parece uma espada em miniatura, outro instrumento do elemento Ar, utilizado em magia cerimonial. Uma lixa metálica para unhas, um prego, um furador ou qualquer utensílio pontiagudo de metal veiculará os mesmos poderes.

✦ Depois de entalhar a palavra ou o símbolo, risque um quadrado ao redor dele para limitar as emoções e os efeitos negativos sobre a sua vida nessa pequena área.

+ Em seguida, risque uma cruz diagonal que transpasse o quadrado e o símbolo. Ela representa o antigo signo astrológico da Mãe Terra, que absorverá a sua dor. O ato de fazer uma cruz sobre a palavra ou imagem também simboliza a remoção da ansiedade e da angústia.

+ Encha com água muito quente uma grande vasilha ou balde e deixe o sabão derreter.

+ Enquanto estiver derretendo, faça algo que lhe dê prazer, baseada no princípio de substituição do negativo pelo positivo, em vez de deixar um vazio para que as dúvidas voltem a se insinuar.

+ Quando o sabão tiver desaparecido, entorne a espuma num ralo, dizendo as palavras que os antigos usavam para fazer a miséria ser levada pela água:

Dores e aflições, queiram me deixar,
De mim para os rios e dali para o mar,
Nunca mais venham me atormentar.

[*Grief and sorrow, flow from me,/To the rivers, to the sea,/Never more to burden me.*]

Repita este ritual todas as vezes em que a dor ficar intensa. Sentimentos profundos que outrora foram amor não são esquecidos facilmente. A cada vez, use uma barrinha cada vez menor de sabão, uma boa maneira de aproveitar restos de sabonete, e com o passar do tempo você conseguirá sentir alegria mais uma vez. Esse método também pode ser usado para ajudá-la a afastar um parceiro que a maltrate.

☾

Tecno-Encantamento para Romper um Relacionamento Destrutivo ou Estagnado

O seguinte encantamento ajudará você a recuperar sua identidade depois de um relacionamento rompido, ou se livrar da interferência de um ex-parceiro. Embora os encantamentos de amor tragam à mente, com mais freqüência, velas, ervas e flores, e de fato muitos dos rituais apresentados neste livro façam uso desses materiais, os antigos instrumentos de magia eram aqueles que as pessoas podiam encontrar mais facilmente quando queriam lançar um encantamento. Assim, no mundo moderno, os computadores podem constituir uma boa ferramenta para a magia de amor. O círculo mágico desenhado na tela de um monitor não é menos poderoso do que aquele feito na terra por meio de uma espada ou bastão, pelos velhos praticantes da alta magia. Você não precisa ser um especialista em computação gráfica para realizar esse encantamento; as mais simples imagens bastarão. Tudo de que você precisa é um dos programas gráficos mais simples, tais como o MSPaint para PCs ou o MacPaint para Macintoshes. O melhor de todos é o organizador de bolso Psion 5, com sua prática ferramenta de desenho.

✦ Trabalhe ao cair da noite, durante a fase minguante do ciclo lunar, um bom período para ritos de banimento.

✦ Desenhe duas figuras na tela do computador, não enlaçadas, mas de pé, uma ao lado da outra. Essas figuras podem ser tão detalhadas quanto você queira ou apenas esboços.

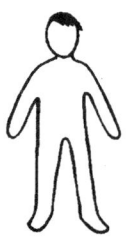

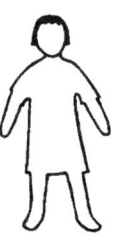

✦ Desenhe um círculo ao redor das figuras, começando no norte da tela e prosseguindo com uma linha não-interrompida.

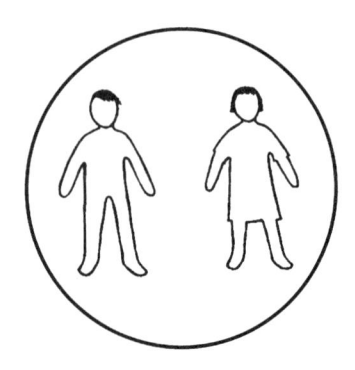

✦ Faça uma reta, cortando o círculo ao meio, de modo que as duas figuras fiquem separadas. Não importa que a linha seja fina, mas tenha cuidado para que ela não corte uma das figuras desenhadas.

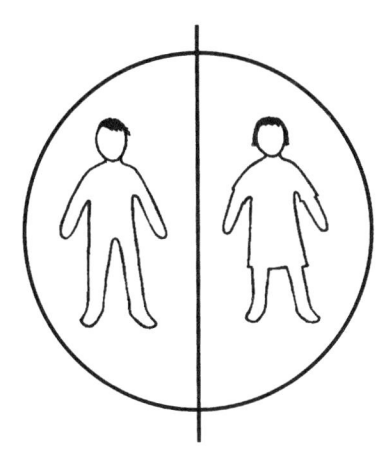

✦ Em seguida, desenhe dois círculos separados, envolvendo primeiro a figura que representa você e em seguida a que representa seu ex-parceiro. Enquanto desenha cada círculo, com uma linha não-interrompida, diga: *Dois unidos formando um só, agora afastados novamente, separados, completos, inteiros, sozinhos.*

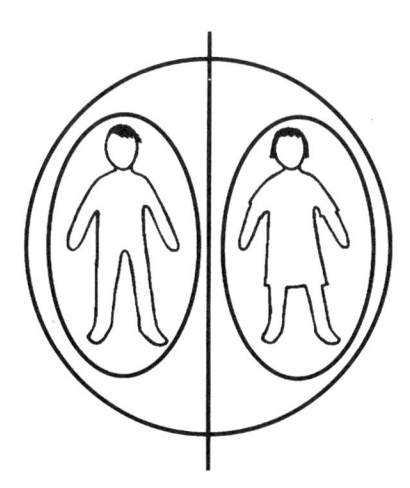

✦ Selecione um círculo por vez na tela e afaste-os um do outro. Desenhe uma linha mais grossa ao redor de cada círculo, dizendo:

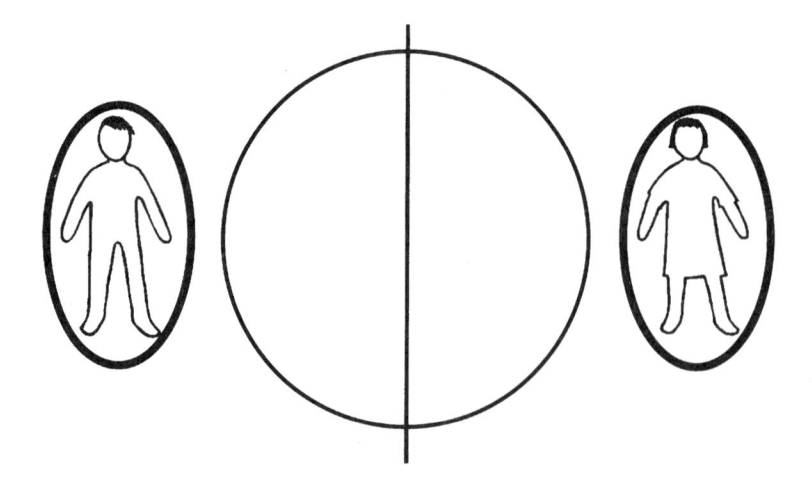

*Nossas esferas se separam; que elas não mais se toquem,
que uma não afete, invada ou penetre a outra, agora inviolada.*

✦ Continue a mover o círculo do seu ex-parceiro até que ele desapareça da tela, dizendo:

*Vá em paz, não olhe mais para mim,
nem pense em mim a não ser como uma amiga ausente que
não voltará.*

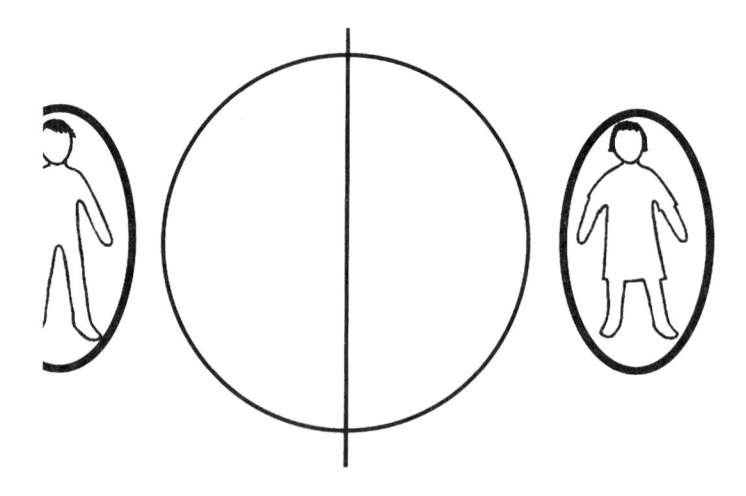

✦ Mova o seu círculo de modo que ele fique no centro da tela e intensifique o seu foco.

✦ Reforce a linha ao redor do seu círculo nove vezes, dizendo:

*Pesares persistentes, apegos ao que poderia ter sido,
não ingressem no círculo do meu eu, na minha aura de serenidade,
para me ferir com seus espinhos e suas farpas, vão embora.*

✦ Se o seu ex-parceiro maltrata você ou é desagradável, crie um contorno denteado ao redor do seu círculo, não para ferir, mas para repelir, dizendo:

*Sou eu mesma novamente, plena, forte e livre,
eu cortei as amarras que me prendiam contra minha vontade.
Não se aproxime; você que foi tão querido, agora é só uma lembrança.*

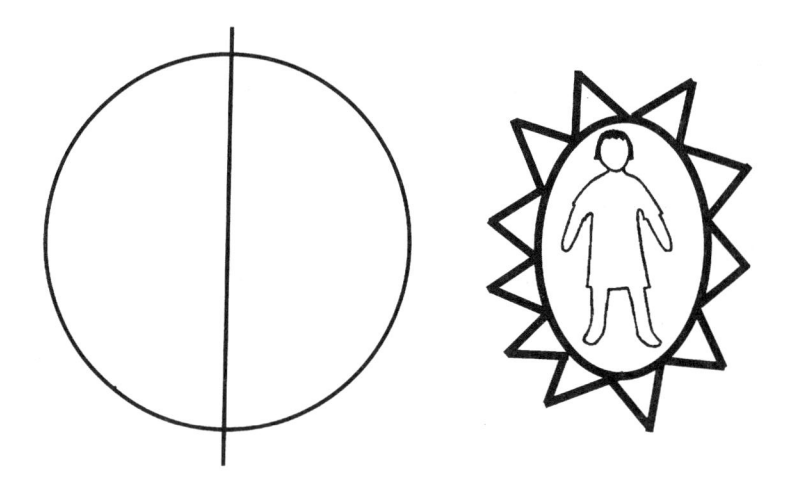

✦ Pode ser que você precise repetir o ritual, que pode servir como uma maneira de se distanciar emocionalmente de um parceiro abusivo, caso você não possa se afastar fisicamente dele de imediato.

SEPARAÇÃO DAS MÃOS

Os adeptos do culto Wicca que se separam depois de terem sido unidos numa cerimônia de ligação das mãos, às vezes fazem uma cerimônia de separação das mãos, na qual eles desatam cerimonialmente os laços que foram feitos entre as suas mãos, e devolvem alianças que são ritualmente purificadas.

Porém, fora dessa tradição e às vezes dentro dela, o seu ex-companheiro pode não concordar com a separação ou não querer participar de uma cerimônia como essa. Por isso, a separação das mãos é uma cerimônia que você pode realizar sozinha.

Segundo um costume do Oriente Médio, a pessoa que quer se divorciar gira o corpo três vezes no sentido anti-horário, dizendo: *Eu me divorcio de você, eu me divorcio de você, eu me divorcio de você.* É uma poderosa invocação se for realizada à meia-noite, sob o efeito do lado escuro da Lua, nos últimos dias do ciclo minguante.

O seguinte ritual com cordão é muito mais brando, e traz harmonia em vez de tentar transmitir censuras, sejam elas justificáveis ou não. Se você o realizar, mesmo que tenha sido maltratada, ele terá sobre você um efeito libertador. Desatar cordões, mesmo que eles não tenham sido utilizados no seu ritual de casamento, é um método muito poderoso para exteriorizar e para marcar o fim de um relacionamento, especialmente se o contato entre as partes não for desejável.

Use um calendário ou a seção de meteorologia de um jornal para identificar o dia anterior ao da Lua nova. Escolha uma árvore no jardim, um freixo curativo, uma sábia aveleira ou um carvalho mágico. Se você não tiver um jardim e se não for seguro se aventurar sozinha pela região onde mora, prenda o cordão num banco alto de madeira, numa das quatro colunas de uma cama, no balaústre de uma escada ou mesmo numa maçaneta resistente.

✦ Pegue um longo cordão vermelho-escuro com cerca de três metros de comprimento.

✦ Você pode adaptar um cordão de cortina e enrolá-lo nove vezes ao redor de uma árvore ou de um ponto focal dentro de sua casa, prendendo-o com um nó bastante folgado e enrolando a outra extremidade nas mãos. Diga:

Fomos unidos pelo amor, não negaremos a alegria de que partilhamos.
Agora o amor acabou e, desse modo, sem censuras,
apenas com tristeza pelo que poderia ter sido, eu o deixo ir.

✦ Desenrole o cordão da árvore, movendo-o em círculos cada vez mais longos a partir do laço e cantando:

Soltar a mão,
Querido coração,
Desligar assim
Não é o fim,
Deixe que se vá,
Paz encontrará.

[*Handpart,/Dear heart,/Handfast,/Not last,/Let go,/Peace know.*]

✦ Com um puxão final, solte o nó e em seguida desenlace a sua mão, dizendo:

Nó, solte
E não volte
Nunca mais.

[*Unwind,/Knot bind/No more.*]

✦ Acenda uma fogueira, borrife sobre ela folhas e ramos de cedro e de alecrim e atire o cordão dentro dela, cantando:

Queimem velhos ais,
Não retornem jamais.

[*Old sorrows burn,/Do not return.*]

✦ Se não puder acender uma fogueira, atire o cordão num incinerador ou corte-o em pequenos pedaços e o enterre, dizendo:

Tristezas, apodreçam,
Do meu caminho desapareçam.

[*Sorrows decay,/come no more my way.*]

✦ Para encerrar a cerimônia, gire o corpo três vezes no sentido anti-horário, dizendo:

Desamarro você,
Desenredo você,
Que a alegria encontre você.

[*I unbind thee,/I unwind thee,/Joy find thee.*]

✦ Se estiver fazendo o ritual junto com o seu ex-companheiro, utilizem cordões separados, amarrados ao redor da árvore.

Ritual de Cura

Este ritual destina-se a fazer com que os aspectos negativos de um relacionamento sejam esquecidos, enquanto as lembranças felizes sejam preservadas. Se vocês estiveram juntos por muitos anos, e especialmente se a partida foi contra a sua vontade, certamente há muitas lembranças boas. Você talvez não queira esquecer o que podem ter sido anos felizes, pois eles são uma parte de você, e, juntamente com a sua tristeza atual, eles fizeram de você a pessoa que você é agora: mais sábia, talvez mais compassiva e capaz de utilizar essa experiência para criar um futuro ainda mais satisfatório. Nossos ancestrais, que penduravam trapos em árvores próximas à fonte de cura e os deixavam apodrecer, depois de mergulharem o trapo na fonte e com ele amarrarem a aflição, entendiam que curas milagrosas eram raras e que o tempo era o melhor remédio, e também sabiam que era necessário esquecer a dor para que a saúde do organismo pudesse ser restabelecida.

Atualmente, você ainda pode ver trapos e fitas ao redor de fontes. Se quiser, pode levar uma fita de cor escura, que representa o sofrimento, para uma fonte com poderes curativos, mergulhá-la na água e pendurá-la numa árvore, depois de se certificar de que a fita é biodegradável. Uma outra alternativa seria oferecer uma flor murcha ao seu sofrimento e enterrá-la perto da fonte ou no seu jardim.

O ritual a seguir se desenvolveu enquanto eu estava trabalhando num programa de TV da BBC com um homem que, literalmente, fora apunhalado no coração, o que o deixou com uma enorme seqüela de emoções não-resolvidas. Não podemos voltar a ser aquilo que éramos antes de uma experiência dolorosa, mas podemos enterrar a dor e, tirando proveito até mesmo das experiências mais traumáticas, criar a possibilidade de crescer e viver uma nova vida.

"Enterrar um osso" que represente uma briga, assim como enterrar um pedaço de carne que represente uma doença, é uma das formas mais antigas de magia e funciona com base no princípio da decomposição, que se torna, em seguida, fonte de vida nova no solo.

✦ Pegue uma ameixa, um pêssego, uma pêra ou uma maçã e lave essa fruta na água que foi deixada num recipiente de cristal ou de vidro, coberto com um tecido de malha, durante um ciclo lunar e solar completo. A água tirada de uma nascente sagrada é uma boa base para a água mágica. Antes de usá-la, jogue cinco grãos de sal na água.

✦ Coloque a fruta num canteiro com flores de manhã bem cedo, quando o Sol estiver nascendo, e diga: *À medida que esta fruta for se decompondo, toda a minha tristeza e o meu desgosto diminuirão até deixarem de existir.*

✦ Espere a fruta criar raízes, mas como esse processo é muito lento, plante uma erva de jardim odorífera e de crescimento rápido para que ela circunde a sua fruta enterrada: alecrim, para a lembrança das primeiras alegrias; alfazema, para a reconciliação e a paz; hortelã, para a purificação e o ingresso de novas energias; sálvia, para a sabedoria; camomila, para o sono tranqüilo e a cura; e erva-cidreira, para um novo amor (veja também o capítulo "As Plantas do Amor").

✦ Sempre que tiver dúvidas, inspire a maravilhosa fragrância das suas novas esperanças, e algum dia um minúsculo broto da sua árvore emergirá da terra — ou você poderá ter seguido em frente e a sua vida poderá estar trazendo frutos por si mesma.

✦ Se você não tiver um jardim, você poderá plantar o seu fruto num grande vaso ou numa jardineira de janela e transplantar a plantinha mais tarde.

☾

Cerimônia de Divórcio ou de Separação Formal

No mundo moderno, ritos de passagem formais, com exceção das cerimônias de casamento e dos funerais, já não fazem mais parte da nossa vida, principalmente se não pertencemos a nenhuma das igrejas tradicionais. No entanto, ritos de passagem eram maneiras de se reconhecer abertamente a transição de um estágio da vida para outro, e as ações empreendidas e as palavras pronunciadas exteriorizavam emoções não-expressas embora profundamente sentidas. É quando essas emoções continuam sem expressão que a depressão e a vontade de vingança podem surgir à tona.

Até a década de 1950, o divórcio era relativamente raro, pois não era fácil consegui-lo legalmente e era considerado um estigma social. Esse fato só causava desgosto às pessoas presas em casamentos sem amor. Atualmente, quando um em cada três casamentos termina dessa maneira, bem como os numerosos relacionamentos estatisticamente não-registrados nos quais os casais não se casaram formalmente, poucos de nós conseguirão passar pela vida sem terminar pelo menos um relacionamento significativo.

O clero realizará agora cerimônias de divórcio, às vezes com o comparecimento daqueles que testemunharam o casamento, mas, com o enorme aumento do número de casamentos civis, e não de casamentos religiosos, tais cerimônias serão feitas mais comumente por iniciativa pessoal, sem qualquer participação oficial. Esses rituais poderão ser especialmente úteis nos dias atuais de divórcio ou de separação oficial, os quais, por mais amigáveis que sejam, se parecem com uma morte; a perda de todos os anos juntos que o casal ainda poderia compartilhar e que agora não mais existirão. Os rituais estão em todos nós e, se seguirmos o nosso coração e os nossos instintos, saberemos o que fazer e o que dizer.

✦ Enfeite uma mesa com flores, se possível da mesma espécie utilizada no casamento, e com alguns símbolos do amor: jóias presenteadas, alianças, e até mesmo cartas de amor amarradas com fita ou fotografias especiais que tiveram a sua importância. Você precisará de sal, de incenso de mirra ou de sândalo, para a cura de feridas emocionais, e de água perfumada.

✦ Coloque os símbolos do relacionamento no centro da mesa, cercados por um círculo de flores, com um pequeno prato de cerâmica com sal no lado norte da mesa, do lado de fora do círculo.

✦ Coloque o incenso no lado leste e um pequeno prato de vidro, cheio de água, no lado oeste, também fora do círculo.

✦ Fique de pé na frente da mesa, tendo o lado norte à sua frente.

✦ Fora do círculo, no lado sul, coloque uma grande vela de coluna branca, creme ou amarela-clara. A cera de abelhas desprenderá um suave aroma curativo enquanto queima. Essa vela representa a união do casal.

✦ Acenda a vela sozinha ou com seu companheiro, utilizando duas outras velas de acender. Ao juntar as duas chamas no pavio da vela de coluna, diga:

*Pelo fato de que estivemos ligados pelos laços de amor/casamento,
eu/nós acendo/acendemos esta vela de união, como um símbolo do
que compartilhamos, unindo-nos pela última vez nesta luz.*

✦ Acenda agora duas velas brancas menores, usando para isso as mesmas velas de acender, que foram acesas com a chama da vela central. Coloque uma delas à esquerda e a outra à direita da vela principal. Se estiver trabalhando sozinha, acenda em primeiro lugar a vela à esquerda que representa você, e em seguida a outra, que representa seu ex-companheiro. Diga:

*A luz se divide mas não diminui.
Eu sou o que sou e você é o que é.
Volto a ser eu mesma e você, quem sempre foi
enquanto a velha luz tremula e se apaga.*

✦ A primeira vela é apagada por você, ou por ambos simultaneamente, e ambos fazem um pedido silencioso pela felicidade um do outro.

✦ Se os filhos estiverem presentes, pode ser tranqüilizador se você e o seu ex-companheiro puderem acender uma vela parental muito branca, a partir de suas velas separadas. Essa vela pode substituir a vela original da unidade, e deverá ser acesa com as mesmas velas de acender, dizendo-se:

*Nós acendemos essa chama menor com afeto e amizade,
pois sempre estaremos unidos pelo amor aos filhos que tivemos
e que criamos juntos.
Prometemos deixar de lado quaisquer diferenças pessoais enquanto
continuamos a cuidar deles conjuntamente, de boa vontade e com
orgulho e admiração pela educação que demos a eles.*

✦ Pode ser que as crianças queiram acrescentar suas chamas à chama da família, usando velas para acender. Essa chama da família pode ser reacesa em ocasiões familiares em que o casal divorciado volte a se encontrar. Alternativamente, você poderá usar uma vela de vários pavios para a chama da unidade da família, de modo que cada criança acenda um dos pavios, depois que os pais acenderem cada um o seu pavio.

✦ Jogue alguns grãos de sal sobre os símbolos do amor, gire o incenso seis vezes no sentido horário, e finalmente borrife água perfumada, dizendo:

*Eu consagro estes símbolos do amor com os poderes da Terra,
do Ar, do Fogo e da Água,
purificando-os de todo desgosto e de todas as más intenções,
de modo que possam ser marcas daquilo que foi
tão puro e verdadeiro.*

✦ Se você estiver trabalhando sozinha, coloque os símbolos envolvidos em seda numa caixa de madeira, que servirá como uma caixa de lembranças; se vocês dois estiverem presentes, divida com o ex-parceiro esses objetos de valor sentimental, evitando discussões que possam estragar a ocasião.

✦ Presenteie o seu ex-companheiro com uma pequena caixa de madeira gravada com o nome dele, ou com o seu, contendo as lembranças do amor entre vocês. Você poderá, se quiser, enviar a um ex-companheiro um objeto que para ele tenha um valor sentimental, como um gesto de paz, mesmo que ele esteja ausente.

✦ Se houver ressentimento entre vocês, enquanto separam a chama do casamento em duas, peça aos poderes benignos do universo para que o coração do seu ex-companheiro possa ser abrandado, e que, se houver filhos, vocês possam criá-los juntos em harmonia. Pegue um pouco da cera derretida e molde um coração; quando ele começar a endurecer, recoloque-o na vela.

NOVE

Os Festivais de Amor e de Fertilidade

Na época em que as pessoas, em sua maioria, moravam nas regiões rurais, o mundo natural servia como palco para os festivais do amor e da fertilidade que marcavam a passagem do ano e refletiam o apogeu e o declínio das energias naturais que fluem nos seres humanos, bem como nos animais. Essas festas eram consagradas às velhas divindades solares e da natureza e à Mãe Terra. Com o advento do Cristianismo, os nomes dessas divindades foram mudados para os dos santos e dos arcanjos, mas, em essência, as festas continuaram como um ponto focal para a fertilidade da terra e das pessoas, e para os casais que se formavam sob os auspícios dessas festas, ao longo de centenas e até mesmo de milhares de anos. Por exemplo, a véspera do Dia de São João e o próprio dia de São João passaram a substituir os rituais do Solstício de Verão, realizados até pouco tempo antes disso, ao passo que São Miguel, arcanjo do Sol, cujo dia é próximo do Equinócio do Outono, presidia os rituais de colheita na festa de Harvest Home.

Nos tempos antigos, a fertilidade das pessoas e a fertilidade do solo estavam inextricavelmente ligadas. Os casais faziam amor nos bosques ou nos campos em épocas de semeadura ou no auge da produção das colheitas, reencenando o Casamento Sagrado entre o Pai Céu, ou Deus Cornudo, e a Mãe Terra, fertilizando simbolicamente as colheitas e assegurando a própria fecundidade deles. No centro-oeste dos EUA acreditava-se, e ainda se acredita, que uma planta simbólica semeada por uma mulher grávida garantiria o sucesso de toda a colheita. Na Indonésia, um casal faz amor nos campos durante a época em que o arroz está florindo, para garantir uma colheita próspera.

Pesquisas científicas dão alguma credibilidade a essa associação entre a fertilidade humana e a da terra. No capítulo "Adivinhações de Amor", sugeri que poderíamos, inconscientemente, influenciar o crescimento de plantas para que elas nos orientassem, levando-nos a tomar uma decisão acertada. Pierre Savon, de Nova Jersey, nos EUA, pesquisou a percepção extra-sensorial em plantas. Ele descobriu que ocorreu uma resposta eletrônica num oscilador ligado às suas plantas, na ocasião em que ele estava fazendo amor com a sua namorada, num local situado a 130 km de distância dessas plantas. O momento do orgasmo produziu a reação mais significativa.

Pesquisas posteriores explicaram por que o ato de fazer amor sob as condições jubilosas e desenfreadas dos antigos festivais propiciava a concepção. Uma equipe da Universidade de Cardiff, chefiada por Jacky Boivin, da Faculdade de Biologia, descobriu que as mulheres retêm mais esperma ativo quando o sexo é praticado com prazer. A diferença pode ser crucial para casais que têm dificuldades para conceber devido à baixa fertilidade. Nesses casais, o ato de fazer amor ocorre freqüentemente sob condições estressantes, pois é mais determinado pelo fator clínico do período fértil do que pelo desejo sexual. Os pesquisadores constataram que as mulheres que valorizam altamente o sexo, inclusive o fato de ter um orgasmo, retêm mais esperma no colo uterino. Havia duas teorias principais para explicar a possível relação. A equipe sugeriu que os espasmos que ocorrem no orgasmo poderiam reter o esperma, embora citem a opinião do dr. Boivin: "Mostrou-se que a excitação sexual reduz o ambiente ácido da vagina. Esse fato é importante, pois já se demonstrou que o equilíbrio do pH na extremidade do canal vaginal tem um papel muito importante na sobrevivência do esperma."

Com o advento da Revolução Industrial, muitas pessoas trocaram a região rural pelas cidades e passaram a trabalhar com base no relógio e não no Sol; as férias deixaram de ser determinadas pelo ano agrícola e ficaram confinadas a uma única semana no auge do verão, quando as máquinas passavam por uma assistência técnica. Com a invenção da luz artificial, a escuridão deixou de anunciar o repouso, o ato de fazer amor e o sono, enquanto o calor das fábricas e das usinas diminuiu a percepção das mudanças de temperatura. Antigamente, as pessoas trabalhavam menos quando a terra estava congelada e, assim, recuperavam as suas energias para as longas horas de trabalho no verão e para a colheita. As flores e as ervas que cresciam nas cercas vivas deixaram de ser tão comuns, e, com o aumento generalizado da alfabetização nos tempos vitorianos, a tradição oral das famílias a respeito das ervas e das flores e suas associações com o amor mágico, com a fertilidade e também com a cura, foram substituídas por canais mais formais para o tratamento de problemas físicos e emocionais. Muitos povos indígenas, inclusive os povos nativos norte-americanos, acreditam que, quando o círculo ou anel sagrado é quebrado, a humanidade fica alienada do ambiente que a cerca e, em última análise, de si mesma, e assim, passam a precisar de estimulantes artificiais e da intervenção médica para restaurar a libido.

No entanto, ainda é possível recorrer às energias emergentes da primavera e do verão para atrair o amor e a fertilidade; rituais praticados no ano em declínio ainda são valiosos para fortalecer parcerias assegurando o amor na velhice, ou uma reconciliação depois de um período de frieza ou de indiferença. Essas energias declinantes opõem-se à tendência crescente para desistir de um relacionamento problemático, em vez de enfrentá-lo até que esteja resolvido, ou para reagir de maneira exagerada às dificuldades.

Para facilitar a exposição do assunto, dividi os padrões de energia de acordo com as quatro estações — primavera, verão, outono e inverno —, cada uma das quais incorporando duas das divisões óctuplas do ano celta, partilhadas pela tradição mágica setentrional que se estendia ao longo da Escandinávia e da Europa setentrional e oriental, indo até a Rússia; as regiões mediterrâneas celebram festas semelhantes. As pessoas que vivem atualmente na Austrália, na América ou na África do Sul, e cujos antepassados vieram dessas regiões mais frias, podem ainda sentir o chamado da primavera na época em que os seus ancestrais estariam celebrando o Equinócio da Primavera.

Alguns dos rituais são permutáveis, especialmente aqueles que ocorrem como parte dos três rituais centrais de fertilidade/amor da primavera e do verão. Desse modo, embora os ovos estejam associados com a Páscoa e com o Equinócio da Primavera, eles têm importância central em todos os rituais de fertilidade como símbolo da incubação de uma nova vida. Misture e combine os encantamentos e aproveite o que lhe seja útil para criar os seus próprios rituais.

Energias da Primavera para um Novo Amor e para Fortalecer um Compromisso

Energias do Início da Primavera

As energias do início da primavera duram de 30 de janeiro até por volta de 21 de março, o dia do Equinócio da Primavera, que varia ligeiramente de acordo com o calendário. Esses poderes servem para atrair o amor, para fortalecer um novo amor, para aprender a confiar num novo amante, depois de um relacionamento malogrado, para o romance e para o primeiro amor. Você poderá adaptar esses rituais para qualquer época do ano ou para o calendário da sua própria região, aproveitando os encantamentos destinados a conseguir um novo amor ou a ganhar confiança.

Como antigamente a taxa de mortalidade infantil e de morte no parto era muito elevada, a urgência da reprodução começava no primeiro festival da primavera e durava até o fim do verão, e por isso até mesmo essa primeira festa tinha os seus elementos terrestres. Mas as energias desse período pertencem realmente a São Valentim, cuja benevolência pode talvez fazer renascer a arte do amor gentil e do namoro casto, que proporciona aos casais a oportunidade de se conhecerem e de confiarem um no outro, sem a pressão de ter de consumar seu relacionamento logo nos primeiros dias.

Brigantia, Imbolc ou Oimelc

Este festival celta de Ewe's Milk (Leite da Ovelha) era celebrado desde o pôr-do-sol do dia 31 de janeiro até o pôr-do-sol do dia 2 de fevereiro*. Era a primeira festa da primavera celta, quando nasciam os primeiros cordeiros e, por isso, havia leite fresco depois da escassez do longo inverno. A Brigit, Brighde ou Brígida original é celebrada nesse festival; o aspecto donzela da Deusa Tríplice.

Na véspera do Dia de Santa Brida (ou Brígida), 31 de janeiro, um leito de noiva**, feito de palha e decorado com rendas e com as primeiras flores da primavera, era preparado na frente da fogueira montada na fazenda ou casa principal da área, e os moradores gritavam: "Noiva, venha, sua cama está pronta." A donzela e noiva simbólica deixava então suas vacas e um caldeirão junto à porta, para que trouxessem paz e abundância. Originalmente, como foi descrito anteriormente, essa era a época em que a deusa donzela era deflorada pelo chefe da tribo.

Leite e mel eram despejados sobre o leito da noiva pelas mulheres da família. Os homens eram convocados e, tendo pago com uma moeda, com um ramalhete de flores ou com um beijo, entravam no círculo de luz da

---

* Cristianizado na Festa da Candelária, a Festa da Purificação da Virgem Maria. (N.T.)
** Em inglês, a palavra "noiva" (*bride*) tem grafia idêntica à do nome da deusa celta (Bride) ou da santa cristã Brígida. (N.T.)

fogueira e pediam pelos seus ofícios ou pela agricultura, formulando um desejo sobre o leito da noiva.

14 de Fevereiro, Dia de São Valentim
(Dia dos Namorados)

Essa é talvez a mais conhecida dos festivais dos amantes, e, pelo fato de ser comemorada numa data próxima à da Brigantia, reflete o aspecto romântico, cortês, idealizado do amor jovem e novo, que se desenvolveu na Idade Média.

São Valentim foi, de acordo com a lenda, um jovem padre que desafiou um decreto do Imperador Claudius II. Segundo esse decreto, os soldados não teriam permissão de se casar pois isso enfraqueceria sua capacidade de combate. São Valentim fez o casamento de vários jovens soldados e foi executado no dia 14 de fevereiro do ano 269 d.C., tornando-se depois disso o santo padroeiro dos namorados. Dizia-se que, enquanto Valentim estava na prisão, ele restaurou a visão da filha cega do carcereiro e que ela se apaixonou por ele. A lenda acrescenta que, quando ele estava sendo levado para ser executado, escreveu na parede uma mensagem para o seu amor: "Para sempre, seu Valentim."

Li outras versões dessa história, mas nenhuma tão romântica.

Também se dizia que esse é o dia em que os pássaros escolhem os seus companheiros, de acordo com o poema *Parliament of The Fowles* (O Parlamento das Aves de Criação), de Chaucer:

Pois isto aconteceu bem no Dia de São Valentim,
Quando cada Ave escolhe macho ou fêmea a ela afim.

[*For this was on St Valentine's Day/When every Fowl cometh to choose her mate.*]

Acreditava-se que, se uma garota solteira visse um pássaro durante a manhã de 14 de fevereiro, ela adivinharia qual seria o seu futuro amor. Em sua maioria, os rituais do Dia de São Valentim foram criados em épocas menos liberais que as da atualidade, em que a ambição de cada donzela era encontrar um marido.

Se você vir uma galinha e um frango juntos de manhã cedo no Dia de São Valentim, isso é um sinal de que você se casará. O número de animais que você vir ao sair de casa lhe dirá quantos meses transcorrerão antes que as núpcias ocorram. Os velhos mitos também prometem que, se uma garota vir um corvo, ela se casará com um clérigo; se vir um pintarroxo, se casará com um marinheiro; se vir um pintassilgo, se casará com um milionário; se vir qualquer pássaro amarelo, se casará com um homem rico; se vir um pardal, fará amor numa choupana; se vir um pássaro azul, viverá na pobreza; e se vir um cruza-bico, poderá esperar brigas. Um papa-formigas prognostica que ela ficará para tia e um bando de pombos promete felicidade em todos os sentidos.

Um costume que desapareceu era o de que nenhum namorado deveria cruzar o limiar da porta na manhã do Dia de São Valentim se não estivesse usando um açafrão amarelo, a flor de São Valentim, que, segundo se dizia, traz sorte no amor.

Também se acreditava que o primeiro homem que uma donzela não-comprometida visse na manhã do Dia de São Valentim seria o seu verdadeiro amor. No entanto, qualquer donzela que quisesse ter um vislumbre do seu futuro marido visitaria o cemitério atrás da igreja na véspera do Dia dos Namorados e, quando o relógio soasse doze badaladas, ela correria ao redor da igreja, chamando:

Semeio de cânhamo sementes,
De cânhamo sementes semeio,
Aquele que me ama que me siga
E com a foice corte a erva pelo meio.

[I sow hemp seed,/Hemp seed I sow,/He that loves me,/Come after me and mow.]

Cristais de Brigantia: Granada, hematita, ametista, quartzo rosa e pedra-da-lua.

Flores, incensos e ervas de Brigantia: Angélica, manjericão, benjoim, açafrão, quelidônia, urze, mirra e galanto.

Cores de vela de Brigantia: Branco, creme e cor-de-rosa ou qualquer cor pastel para inspirar amor e ternura.

Ritual de Início de Primavera para Fortalecer um Novo Amor

Esta é uma versão do costume dos países frios da Europa oriental de plantar calêndulas na terra onde ficou impressa a pegada da pessoa amada. Ele se destina a estimular o amor fiel.

✦ Encontre uma certa quantidade de neve; a melhor de todas é a neve recente, que tenha caído no início da manhã. Se necessário, você poderá utilizar o gelo que se forma no *freezer*.

✦ Se a neve estiver fresca, espere que seu amado caminhe sobre ela (peça para que ele vá procurar o gato) ou, secretamente, pegue emprestado o sapato dele para imprimir uma marca. Em seguida, imprima a sua própria pegada sobre a dele, de modo a quase cobri-la mas não apagá-la, dizendo: *Caminhemos um pouco com os sapatos um do outro para que as nossas mentes possam estar em harmonia.*

✦ Se não conseguir obter uma pegada, imprima um prato de metal denteado sobre o gelo ou a neve — você poderá comprar formas de bolo com formato de coração e desenhar com uma vareta as iniciais dos seus nomes entrelaçadas, no molde de neve.

✦ Despeje a neve ou o gelo com essa inscrição numa vasilha prateada e deixe-a num lugar aquecido para que ela derreta naturalmente. Mexa a neve nove vezes no sentido horário, dizendo: *O afeto flui, em ternura ele evolui, e que sejamos uma unidade por toda a eternidade.* [*Affection flow, in tenderness grow, that we may be as one eternally.*]

✦ Pegue uma pequena quantidade de terra. Se a neve for macia, cave um pouco no lugar em que estava a pegada; ou então, tire-a do seu jardim ou da jardineira da sua janela.

✦ Plante dois bulbos de narciso ou de jacinto num vaso, de modo que eles floresçam depois de algumas semanas, por volta do Equinócio da Primavera. Corra os dedos pelo solo ao redor dos bulbos e lhes dê pancadinhas enquanto diz: *Floresça e desabroche junto com nosso amor.*

✦ Depois que o gelo derreter, regue os bulbos, dizendo:

*Unidos na neve e no frio, possamos caminhar juntos
em confiança e em afeto, tanto nos momentos sombrios como nos
momentos ensolarados, partilhando do que temos e não nos
lamentando pelo que não temos.*

✦ Borrife sobre as plantas, a cada dia, um pouco da água da neve, até que os bulbos tenham crescido. Se eles não vicejarem, isso não significa que o seu amor está condenado; significa apenas que ele está precisando se fortalecer. Às vezes, o crescimento mais lento propicia as raízes mais profundas.

Energias do Final da Primavera

As energias do final da primavera fluem a partir de 21 de março, aproximadamente até 30 de abril. Essa é uma boa época para assumir um compromisso sério, para consumar um relacionamento, para todas as novas fases de um relacionamento existente, para estabelecer um lar com outra pessoa e talvez para planejar uma família. Porém, você poderá utilizar seus rituais e suas energias em qualquer época do ano que representar o final da primavera do seu relacionamento.

Equinócio da Primavera, Equinócio Vernal ou Tempo de Ostara

O Equinócio da Primavera dura três dias, desde o pôr-do-sol de 21 de março até o pôr-do-sol de 23 de março, ou nas proximidades dessas datas, de acordo com o calendário. O Casamento Sagrado entre a Terra e o Céu era praticado em muitas culturas no tempo da primavera; na antiga Babilônia, o casamento sagrado ocorria a cada ano entre o Deus Tammuz e a Deusa Ishtar. A festa de Akitu ou de Zag-Mug celebrava as cheias do rio Tigre, seguida pelas do Eufrates, e o advento das chuvas da primavera, que traziam a fertilidade no Equinócio da Primavera. Assim como muitos dos deuses da colheita, ele morria a cada ano e era resgatado do mundo subterrâneo pela sua consorte, que lhe restituía a vida. Por isso, as energias do Equinócio da Primavera podem ajudar um casal a conceber uma criança.

Essa é a época do ano em que, na antiga tradição celta, o Deus da luz vence o Deus das trevas; assim, essa época marcava a chegada do período em que os dias eram mais longos do que as noites. Os primeiros ovos da primavera eram pintados e oferecidos no santuário da Deusa anglo-saxônica

Eostre, ou da Deusa escandinava Ostara, de quem a lebre era o animal sagrado (eis a origem do coelho de Páscoa). A Páscoa* é a celebração cristã mais estreitamente associada com o Equinócio da Primavera; levante-se ao nascer do dia na manhã do Equinócio ou no Domingo de Páscoa e, segundo a crença, você poderá ver o Sol ou, na tradição cristã, anjos dançando num córrego ou num rio.

Cristais do Equinócio da Primavera: Citrino, berilo amarelo, calcita amarela, quartzo rutilado amarelo com estrias de ouro para que ocorra o crescimento, e todas as nuances de fluorita.

Flores, incensos e ervas do Equinócio da Primavera: Açafrão, cedro, cinco-folhas, crisântemo, madressilva, narciso, pinheiro, primavera, quelidônia, sálvia, tomilho e violeta.

Cores de velas do Equinócio da Primavera: Utilize amarelo e verde para a luz clara que vem do leste e a vegetação que germina.

RITUAL DE FIM DE EQUINÓCIO DE PRIMAVERA PARA PROMESSA DE COMPROMISSO

Se possível, passe a noite anterior ao ritual com o seu companheiro, numa floresta ou num hotel perto de um bosque, de modo que, mesmo que não possam fazer amor ao ar livre, estejam perto de árvores, símbolo da potência masculina. Se estiverem dentro de casa, acendam velas de véspera do Equinócio após o cair da noite.

✦ No final da tarde, colha ou compre seis flores amarelas típicas da primavera; coloque-as em água que foi agitada seis vezes no sentido horário com uma vareta feita de um galho de árvore, para despertar as energias.

✦ Acorde antes do nascer do Sol e vá com o seu amado até a água corrente mais próxima, símbolo do poder criador feminino. Levem com vocês as seis flores, o número de Vênus.

---

* *Easter*, em inglês, que se aproxima foneticamente de Eostre e Ostara. (N.T.)

✦ Assim que a aurora despontar, cada um de vocês deve atirar uma flor na água ao mesmo tempo, fazendo ao outro uma promessa em silêncio.

✦ Atire a terceira flor na água, repetindo em voz alta a promessa que você fizera em silêncio.

✦ Seu amado atirará a quarta flor, repetindo em voz alta a promessa silenciosa que ele fizera.

✦ Para a quinta flor, repita a promessa feita pelo seu amado em voz alta; por sua vez, ao atirar na água a sexta flor, ele repetirá de volta para você a mesma promessa que você lhe fizera.

✦ Quando o Sol finalmente nascer, dêem-se as mãos e olhem juntos para a água, não para ver anjos ou o sol dançando, mas sim, para ver vocês mesmos unidos e abençoados pela luz ascendente. Se tiverem sorte, o sol poderá projetar um halo ao redor de ambos na água.

✦ Consumam o seu amor, se possível ao ar livre sob as árvores, e passem o dia fazendo planos para o futuro.

✦ Façam desta ocasião uma data especial e uma renovação das suas promessas particulares.

Energias do Verão para a Fertilidade e para a Potência Sexual Masculina

Energias do Início do Verão

As energias do início do verão fluem de 30 de abril até por volta de 21 de junho, o Solstício de Verão ou Mais Longo dos Dias, que varia ligeiramente de acordo com o calendário. Esse período é propício para a magia sexual, para assumir um compromisso aos olhos do mundo e, pelo fato de que era o tempo de núpcias nos bosques, para o casamento, principalmente se for o primeiro. Como é um festival de fertilidade, celebrado no meio do ano, é também a melhor época para se conceber uma criança. Porém, você poderá utilizar os seus rituais em qualquer época do ano, ou no calendário da sua própria região, para favorecer o sexo, o casamento ou a fertilidade.

Beltain ou Beltane: o Advento do Início do Verão

Beltain é celebrado durante três dias, do pôr-do-sol de 30 de abril até o pôr-do-sol de 2 de maio, e assinala o início do verão celta, quando o gado deixava os estábulos e era conduzido por entre duas fogueiras gêmeas para ser purificado e tornar-se mais fértil. Rapazes e garotas saltavam nus sobre as fogueiras antes de passar a noite da véspera de Primeiro de Maio juntos nos bosques, procurando pelas primeiras flores de maio (mais especificamente, flores de espinheiro-branco) para decorar as casas.

Os mastros de maio, alguns com 12 metros de altura, ou ainda mais, constituíam o ponto focal das danças de amor e de fertilidade na manhã de Primeiro de Maio. Fitas vermelhas, azuis, verdes, amarelas e brancas, representando a união da terra e do céu, do inverno e do verão, da água e do fogo, eram entrelaçadas e as garotas banhavam o rosto no poderoso orvalho. A celebração de Beltain era, em essência, uma festa de prazer sexual, realizada enquanto a natureza florescia.

Devido à ligação entre a fertilidade do solo e a fertilidade humana, frutas, flores e ervas eram considerados símbolos da fertilidade. Entre os kara-kirgiz, povo do Turcomenistão, mulheres estéreis rolavam no chão, sob uma macieira solitária, a fim de ficarem grávidas. No norte da Índia, os cocos são considerados símbolos da fertilidade e são consagrados a Sri, Deusa da prosperidade. Eles são conservados em santuários, abençoados e oferecidos pelos sacerdotes a mulheres que queiram engravidar. Finalmente, os índios guaranis, da América do Sul, acreditam que se uma mulher comer um grão duplo de painço, ela será mãe de gêmeos.

Cristais de Beltain: Cristal de quartzo transparente, olho-de-tigre dourado, âmbar e topázio.

Flores, incensos e ervas de Beltain: Amêndoa, angélica, calêndula, espinheiro-branco, freixo, lilás, olíbano, primavera e rosa.

Cores de velas de Beltain: Prata e vermelho, e também verde, para refletir o florescer da vegetação e para chamar novamente Jack O'Green, o Homem Verde, o velho Deus da vegetação, que é associado com Robin Hood e que se casou com a Rainha de Maio.

Um Ritual do Início do Verão para se Captar as Energias da Fertilidade

Se você estiver à espera de conceber uma criança, quer pelo método normal ou por inseminação artificial, você poderá se afinar com as energias que fluem através do seu corpo, bem como da terra, mas que podem estar bloqueadas.

✦ Na manhã de Primeiro de Maio, ao nascer do Sol, utilize um conta-gotas para coletar as primeiras gotas de orvalho, se possível retiradas de um carvalho. No mito, o orvalho é considerado o sêmen dos deuses.

✦ Se não puder encontrar orvalho, utilize qualquer essência floral associada com a fertilidade, por exemplo, as essências Deva de manjericão, de hibisco ou de lírio-martagão.

✦ Coloque seu orvalho ou essência floral num pequeno frasco de vidro transparente.

✦ Pegue uma amêndoa ou uma noz, símbolos do óvulo feminino, que sejam pequenas e perfeitas. Em alguns países europeus, ainda existe o costume de atirar nozes na noiva para dotá-la de fertilidade.

✦ Coloque a noz e o frasco de orvalho lado a lado, expostos à luz solar, ou, se o dia estiver escuro, acenda uma grande vela alaranjada entre eles.

✦ Em seguida, pegue um ovo perfeitamente branco e oval e, com uma agulha, faça um orifício para remover a gema e a clara. Use-as na preparação de um prato ou, se você não come ovos, as dê a um animal, para que não sejam desperdiçadas. Quebre a casca pela metade. Alternativamente, você poderá utilizar um ovo feito de papelão, madeira ou porcelana que tenha duas metades.

✦ Coloque delicadamente a noz no ovo e segure a agulha apontada para o Sol ou passe-a pela chama da vela.

✦ Gentilmente, espete a noz, coloque-a numa das metades do ovo e borrife-a com o orvalho ou com a essência floral, dizendo:

*Céu e terra, unam-se no amor; assim o mundo começou,
como luz se movendo sobre as águas.
Que possamos desempenhar nosso papel na continuidade
da corrente sagrada da vida.*

✦ Prenda a metade do ovo na metade que contém a noz fertilizada, usando fitas de cor vermelha, azul, verde, branca e amarela e enterre tudo aos pés de um carvalho ou freixo, que são Árvores do Mundo, ou sob uma árvore de fadas, como o espinheiro-branco, ou sob um trecho de terra num local que tenha grande importância para você, talvez no lugar onde vocês fizeram amor pela primeira vez.

✦ Façam amor quando quiserem durante o dia. Em seguida, passem o tempo imaginando juntos a história da criança que vocês esperam gerar com amor, pois, num certo sentido, essa criança passa a existir cada vez que você e o seu companheiro fazem amor.

Energias do Final do Verão

As energias do final do verão fluem desde 21 de junho, aproximadamente, até 31 de julho, Lammas ou Lughnassadh. Essas energias são propícias para a potência masculina, para casamentos e para compromissos permanentes que são assumidos pela segunda vez, para o amor incipiente, e também para a magia sexual e a sexualidade sagrada. Como se trata do terceiro festival da fertilidade, o apogeu das energias masculina e feminina provenientes das duas festas anteriores, pode favorecê-la caso você tenha dificuldade para conceber uma criança, mesmo que seja apenas para diminuir a ansiedade causada pelas tentativas fracassadas de engravidar, que você fez durante toda a primavera e todo o verão. Essas energias podem ser aproveitadas em qualquer época do ano.

Magia do Solstício do Verão ou do Meio do Verão

O Solstício do Verão começa no pôr-do-sol da véspera do Solstício, em 20 de junho, ou nas proximidades dessa data, e dura três dias. O Solstício do Verão assinala o ponto alto do ano, o Dia Mais Longo, e é o zênite da luz e da magia. Os druidas modernos ainda celebram esse festival da luz com cerimônias à meia-noite, na véspera do Solstício, e ao nascer do Sol e ao meio-dia do dia do Solstício propriamente dito. Tradicionalmente, grandes rodas em chamas eram roladas pelas encostas das colinas em honra do triunfo dos velhos deuses do Sol, dando continuidade às festas do Solstício, quando as celebrações do verão caíam sob os auspícios de São João.

De acordo com a tradição, flores da erva amarela que, em língua inglesa, se chama erva-de-são-joão (*St John's Wort*) e que floresce pela primeira vez no Solstício de Verão, deviam ser colhidas à meia-noite da véspera do Solstício de Verão (23 de junho) por uma mulher que quisesse ficar grávida. Ela devia caminhar nua e sozinha num jardim, sem dizer uma só palavra. Em seguida, precisava dormir com a planta debaixo do travesseiro, se quisesse, depois de nove meses, ter um bebê. No entanto, havia competição pela erva. Donzelas não-casadas colhiam a erva-de-são-joão após o cair da noite dessa mesma véspera depois de ter ficado em jejum o dia todo, para que encontrassem um marido antes que o ano findasse. Se elas dormissem com a planta amarela debaixo do travesseiro, teriam a promessa de sonhar com o seu verdadeiro amor.

Também era a época em que as garotas faziam os seus Homens do Solstício do Verão para garantir a si mesmas um amante viril. Juntava-se argila na véspera do Solstício de Verão, ao cair da noite. Ervas-de-são-joão, trevos e raminhos de arruda eram colhidos, e a forma de um homem era desenhada num círculo sobre a argila; em tempos antigos, esse homem tinha chifres em homenagem ao Deus Cornudo. As ervas do Solstício do Verão eram espremidas dentro da figura, que era colocada de frente para o leste, a fim de presenciar o nascer do Sol do Solstício, que a impregnava de poder. Se as ervas não secassem, esse era um augúrio promissor de muitas noites de paixão.

Cristais do Solstício de Verão: Âmbar, cornalina, jaspe, lápis-lazúli e turquesa, para a potência masculina.

Flores, incensos e ervas do Solstício de Verão: Alfazema, endro, arruda, camomila, erva-de-são-joão, funcho, sabugueiro, trevo e verbena.

Cores de velas do Solstício de Verão: Dourado ou alaranjado para espelhar o Sol no seu apogeu.

Ritual de Solstício de Verão para a Potência Masculina

Durante milhares de anos, magnetitas eram colocadas num óleo que induzia o amor, tal como sândalo ou flor-de-maracujá, e, depois de vinte e quatro horas, a infusão era esfregada no pênis do homem antes de se fazer amor. Porém, mesmo que seja bem diluído num óleo bastante suave, tal como o de amêndoa, o óleo da fertilidade, sua aplicação direta nos órgãos genitais requer cautela. Eu o substituiria por alfazema ou rosa, que são mais suaves e delicadas, usando não mais que cinco gotas para 30 ml de óleo essencial de amêndoa ou de flores de amêndoa. No entanto, usando a magia contagiosa, você poderá transferir a potência da magnetita sem precisar que o óleo entre em contato com o corpo.

✦ Ao nascer do Sol no Solstício, pegue uma magnetita pontuda e coloque-a voltada para baixo, numa vasilha redonda de cerâmica.

✦ Borrife sobre a magnetita um óleo que aumente a potência, como por exemplo o de sândalo ou o de ylang-ylang, misturado com três partes de óleo de amêndoa. Alternativamente, peça ao seu companheiro para fazer isso.

✦ Esfregue o óleo verticalmente, desde a base até o topo da magnetita invertida, visualizando uma cena em que vocês fazem amor.

✦ Deixe a magnetita em repouso na vasilha exposta à luz do Sol até o meio-dia, quando então você deverá colocá-la num saquinho vermelho, juntamente com uma turquesa ou um cristal de howlita tingido de azul (ambas são pedras associadas ao poder masculino). Feche o saquinho com um cordão ou fita e deixe-o debaixo do colchão enquanto faz amor, ao meio-dia, no Solstício. Você poderá realizar esse ritual em outras épocas do ano, mas sempre comece ao nascer do Sol.

Energias do Outono para a Reconciliação

Energias do Início do Outono

As energias do início do outono fluem de 31 de julho até por volta de 22 de setembro, e são propícias para combater interferências ou pressões externas, para amenizar disputas dentro de um relacionamento, especialmente as relacionadas com os membros da família e para casamentos e casos amorosos durante a meia-idade.

Lammas ou Lughnassadh: a Primeira Colheita de Milho e de Trigo

Lammas vai do pôr-do-sol de 31 de julho até o pôr-do-sol de 2 de agosto. É a festa de Lugh, Deus celta da luz, e neto do Sol. É também o primeiro festival associado à colheita no qual se agradece à Terra pela generosidade.

Segundo o costume, não era de bom agouro cortar a última espiga de milho, pois ela era considerada uma representação do Deus do Milho que voluntariamente ofereceu sua vida em sacrifício para que o ciclo da vida, da morte e do renascimento, do plantio, do crescimento e da colheita, pudesse continuar. Os ceifeiros, reunidos, desfechavam simultaneamente suas foices contra a última espiga, de modo que ninguém ficasse sabendo quem havia matado o Deus do Milho. Essa última espiga era então transformada numa boneca de milho, símbolo da Mãe Terra, e decorada com as fitas escarlates de Cerridwen, a Deusa Mãe celta. Essa boneca ficava pendurada sobre o fogão durante todo o inverno.

Como Lammas era uma época de festas e de encontros para membros distantes da tribo, era a ocasião perfeita para casamentos e para todas as questões de justiça e de resolução de disputas, pois as estradas estavam suficientemente secas para que os juízes itinerantes, originalmente os druidas, visitassem povoados remotos.

Casamentos "experimentais" eram freqüentemente celebrados em Lammas. O jovem casal introduzia as mãos no buraco de uma pedra e concordava em permanecer junto por um ano e um dia. No Lammas seguinte, eles podiam renovar o acordo ou ficar de pé com as costas voltadas um para o outro, dando ao "casamento" um encerramento formal. Alguns praticantes do culto Wicca ainda consagram os seus casamentos por um ano e um dia, o que não representa uma falta de compromisso, mas a oportunidade de renovar anualmente promessas feitas por escolha, e não por estatutos legais.

Cristais de Lammas ou de Lughnassadh: Olho-de-tigre, madeiras petrificadas, quartzo rutilado, ágatas de todos os tipos, especialmente as estriadas.

Flores, incensos e ervas de Lammas: Canela, cedro (madeira), fenogrego, gengibre, girassol, murta e urze.

Cores de velas de Lammas: Alaranjado-escuro e amarelo, para refletir a vinda do outono.

RITUAL DE LAMMAS

Este é um bom ritual para amenizar conflitos causados por diferenças de opinião entre o casal. Todo casamento tem suas áreas potencialmente explosivas, que podem irromper até mesmo durante uma discussão de menor importância, seja ela a respeito dos filhos adolescentes, de parentes, ex-companheiros ou ex-amantes, colegas de trabalho ou amigos. Os aspectos práticos, o dinheiro e o patrimônio caem sob os auspícios do período final do inverno.

Os antigos enterravam um osso, gravando um símbolo sobre ele e colocando-o na Mãe Terra, para que ela o absorvesse e o aproveitasse numa nova vida.

Em primeiro lugar, você precisa deixar o assunto de lado por uns tempos. No capítulo "Fidelidade e Amor Duradouro" eu mencionei um ritual com velas para purificar o ambiente. Desta vez, vocês irão inverter os seus papéis, e tomar o partido um do outro, como se atuassem como advogados, num tribunal de Lammas.

✦ Marque a metade superior de uma pequena vela de Lammas, de cor alaranjada-escura e feita de cera de abelhas, com dois entalhes de cerca de 3 cm cada. Queime incenso ou óleo de madeira de cedro para criar uma atmosfera calma, e acenda a vela, apagando todas as outras luzes.

✦ Coloque a vela numa bandeja à prova de fogo, circundando-a com grãos de milho ou gramíneas secas. Acendam a vela juntos, usando para isso duas velas de acender, cujas chamas devem se unir no pavio da vela principal.

✦ Deixe que o seu companheiro fale sem interrupções a respeito das suas dificuldades e do seu ponto de vista, enquanto vocês tentam perceber onde o argumento é falho.

✦ Quando a vela queimar até o primeiro entalhe, ele deve fazer um nó com palha de milho ou com uma gramínea e queimá-lo na chama, repetindo a velha cantiga de expulsão: *Amarre a raiva e também amarre a dor pungente, por esta chama faça-me livre novamente.* [Tangle the anger, tangle the pain, by this flame make me free again.]

✦ Em seguida, você deve falar como se fosse o advogado do seu parceiro, vendo a situação através dos olhos dele e, quando a vela chegar ao segundo entalhe, você também deverá queimar a sua raiva na chama da vela, repetindo as mesmas palavras.

✦ Sentem-se junto à luz da vela, lembrando-se de todos os tempos felizes do seu relacionamento, mas não façam referências ao pomo de discórdia.

✦ Quando a vela queimar até o fim, desenhe um quadrado na cera, faça uma cruz dentro dele e o enterre no jardim ou perto de um campo de cevada, de milho ou de trigo. Como se trata de cera pura de abelha, não prejudicará o meio ambiente. Pode ser que você precise repetir o ritual regularmente.

Energias do Final do Outono

As energias do final do outono fluem desde 22 de setembro até aproximadamente 31 de outubro, e são propícias para a reconciliação depois de uma briga séria ou de uma separação, e para a cura de mágoas causadas pela traição ou pela frieza.

O Equinócio de Outono

O Equinócio de Outono ou Tempo da Colheita dura três dias, desde o pôr-do-sol de 22 de setembro, ou imediações dessa data. Era tradicionalmente celebrado como a segunda "colheita silvestre ou verde", uma época de celebração para os frutos e os legumes da terra, e quaisquer plantações remanescentes, originalmente consagradas à Mãe Terra. No dia em que a noite é igual ao dia, e que anuncia o inverno, o festival constituía um ato de magia empática para garantir que haveria alimentos suficientes durante o inverno, graças à exibição e ao consumo do que havia de melhor na colheita. É também a época em que se diz que o Céu e o Deus Animal se retiram, durante o longo inverno. Os druidas sobem até o topo de uma colina para se despedir do Sol de verão e se preparar para noites que serão mais longas do que os dias.

E, assim, é uma época para se olhar para trás, para o que já foi, e para a frente, para o que será, aceitando o que se perdeu e o que se estragou na colheita, e se regozijando com o que sobreviveu.

Cristais do Equinócio do Outono: Ágata com estrias azuis, ágata musgosa, azurita ou berilo azulado, jade.

Flores, incensos e ervas do Equinócio do Outono: Gerânio, mirra, pinheiro, samambaias e selo-de-salomão.

Cores de velas do Equinócio do Outono: Azul para a chuva de outono e verde para a Mãe Terra e para a colheita silvestre.

Ritual do Equinócio para o Perdão

Este ritual pode ser utilizado para reconhecer ou para aceitar a fragilidade de outras pessoas.

✦ Junte, numa tigela, bagas, nozes ou sementes de outono e circunde-a com folhas de outono, em pequenos ramos.

✦ Queime óleo de eucalipto ou de *tea tree* para a purificação, e de gerânio para intensificar o amor.

✦ Acenda uma vela azul para a chuva purificadora e uma verde para a mãe que nos ampara e transforma o que é supérfluo numa nova vida.

✦ Sente-se sozinha ou, se possível, com o seu amado, e diga:

O que é perdido e o que é ganho se equilibram,
as riquezas da colheita e a queda da folhas,
assim como o dia e a noite são iguais.

- Apanhe uma folha de outono e diga: *Assim como as folhas morrem, possam novas folhas crescer na época da maturidade. Que o mesmo aconteça com o amor.*

- Seu companheiro apanhará uma baga, uma noz ou uma semente e a comerá, dizendo: *Quando a fruta amadurece, ela traz alegria e leva embora a amargura. Que o mesmo aconteça com o amor.*

- Ele então apanha uma folha e você, uma baga, repetindo as palavras apropriadas. Prossigam apanhando folhas e comendo bagas, alternadamente, até que todas tenham sido comidas.

- Guardem as folhas num cesto de junco ou de vime e, quando o ritual tiver acabado, apaguem as velas e a chama que aquece o óleo.

- Dirijam-se, juntos, até um lugar alto e deixem as folhas voarem livres ao vento, dizendo:

  Voe para longe, tristeza, voe para longe, desgosto,
  que voe livre o que é perdido e o que é ganho,
  para renascerem na primavera.

- Corram colina abaixo tão depressa quanto puderem, sentindo-se livres para amar novamente.

- Vocês podem realizar este ritual em outras épocas do ano, usando flores ou folhas de papel se não houver folhas de outono, ou apenas para preparar o caminho para uma reconciliação.

Energias do Inverno

Essas energias são mais propícias para resolver assuntos de família e para não perder a esperança nos tempos difíceis.

Energias do Início do Inverno

As energias do início do inverno fluem desde 31 de outubro até cerca de 21 de dezembro, o Solstício do Inverno ou Dia Mais Curto do Ano (que varia ligeiramente, de acordo com o calendário). Estas épocas são próprias para assuntos de família, quer essa família seja constituída por um casal, por um casal com filhos; por um pai ou mãe solteiros; por uma família constituída de filhos adotivos ou de outros casamentos; por uma família grande, formada por várias gerações; para casais de meia-idade e para manter um relacionamento antigo cheio de amor e alegria. Você também poderá utilizar esses rituais em qualquer ocasião do ano ou no calendário de sua própria região, quando as preocupações com a família oprimirem seu coração.

Samhain ou Halloween

Samhain, que vai aproximadamente do pôr-do-sol de 31 de outubro até o pôr-do-sol de 2 de novembro, significa "fim de verão". O Halloween, ou Véspera de Todos os Santos no calendário cristão, converteu-se numa noite de *ghouls*, de fantasmas e de esqueletos de plástico. Este festival marcava o início do Ano Novo celta, e era uma época em que os membros da família que estiveram cuidando do gado nas colinas retornavam para passar o inverno em casa e recebiam as boas-vindas dos familiares. Os celtas também acreditavam que os parentes mortos seriam bem-recebidos nessa noite especial. E era uma época para se olhar em direção ao futuro, especialmente nos assuntos de amor.

Embora o Halloween não assinale mais a transição entre um ano e o seguinte, os véus entre o passado, o presente e o futuro ainda não parecem se rasgar nessa noite, e por isso é uma ocasião auspiciosa para a adivinhação, em particular no que se refere ao amor, que era o seu principal enfoque até uma época relativamente recente.

Grande parte dos registros relativos à adivinhação de amor de Halloween provém de um poema, "Halloween", criado pelo grande bardo escocês Robert Burns. Nesse poema, ficamos sabendo que, se um jovem comer um arenque salgado ou grelhado antes de dormir, em seus sonhos sua futura mulher trará uma bebida para saciar a sede do sonhador. Burns também revela que uma jovem garota de olhos vendados é conduzida até a horta para apanhar um repolho. A quantidade de sujeira que se prende às raízes indica o tamanho do dote da noiva; a forma e o tamanho do repolho predizem a aparência e a altura do seu futuro noivo. Em seguida, ela precisará mordiscar o miolo cru do repolho: o seu sabor e a sua doçura revelarão a disposição do seu futuro marido. Ela então levará o talo para a sua casa e o colocará atrás da porta da frente. A primeira pessoa que a chamar de manhã será o seu futuro marido.

Em outro ritual tradicional de Halloween, uma donzela deve ir até um forno e atirar na panela um carretel de linha azul, ao mesmo tempo que enrola essa linha num novo carretel. Subitamente, ela sentirá alguém segurando a linha, e se ela perguntar: "Quem segura a minha linha?", seu futuro amor responderá, revelando o seu nome.

Cristais de Samhain: Sodalita, ametista escura, quartzo esfumaçado, jaspe marrom-escuro, azeviche e obsidiana (lágrima-de-apache). Segure sua lágrima-de-apache aproximando-a da vela e veja a luz brilhando através dela e prometendo que quaisquer aflições ou reveses não durarão para sempre.

Flores, incensos e ervas de Samhain: Cipreste, ditamno, samambaias, noz-moscada, sálvia e pinheiro.

Cores de velas de Samhain: Preto, azul-marinho ou púrpura-escura para deixar que o medo se afaste, e alaranjado para a alegria da imortalidade que é prometida nessa ocasião.

☾

RITUAL DE SAMHAIN PARA MANTER EM SEGURANÇA AS PESSOAS AMADAS

Se você tiver uma lareira em casa, realize nela o ritual, mas, se não tiver, você poderá criar uma, para o propósito do ritual, utilizando um círculo de tijolos, montado contra uma parede interna da casa ou fora dela.

✦ Reúna-se com o seu amado ou com quaisquer membros da família que não se sentirão pouco à vontade e peça para que se sentem ou se ajoelhem em círculo ao redor da lareira.

✦ Coloque um prato com sal para a proteção da terra na parte de trás da lareira, que representará o norte simbólico; um círculo de varetas de incenso de cipreste ou de sálvia para a proteção do ar, à direita; uma vela de cor púrpura-escura para a proteção do fogo, no lado sul da lareira; e um prato de água no qual um quartzo esfumaçado esteve imerso durante doze horas, para energias protetoras, à esquerda. Você poderá deixar o cristal na água se quiser. Agora você criou um círculo elemental de proteção.

✦ Apanhe o sal e o espalhe em círculo no sentido horário, começando na parte de trás da lareira, ao redor do círculo formado pelos seus entes amados, dizendo:

*Dentro do círculo de proteção, que ninguém prejudique vocês,
quer em pensamento, em palavras ou em ações, graças ao poder deste sal,
dádiva da Mãe Terra que estende o seu manto sobre tudo.*

✦ Recoloque o prato na lareira e pegue uma das varetas de incenso. Descreva então um círculo de fumaça no sentido horário, ao redor dos seus amados, começando na parte de trás da lareira, e dizendo:

*Dentro deste círculo de proteção, que ninguém prejudique vocês,
quer em pensamento, em palavras ou em ações, graças ao poder
deste incenso, dádida do Pai Céu, cujos raios e ventos poderosos
expulsam tudo o que possa causar prejuízos.*

✦ Recoloque o incenso na lareira, pegue a vela e comece mais uma vez a partir da parte de trás, e descreva um círculo no sentido horário no ar ao redor dos seus entes queridos, dizendo:

*Dentro deste círculo de proteção, que ninguém prejudique vocês,
quer em pensamento, em palavras ou em ações, graças ao poder
deste fogo, dádiva do Irmão Sol, que irradia luz e calor sobre
este círculo de amor.*

✦ Recoloque a vela na lareira e, finalmente, apanhe a água, borrifando um círculo ao redor da família e dizendo:

*Dentro deste círculo de proteção, que ninguém prejudique vocês, quer em
pensamento, em palavras ou em ações, graças ao poder da Irmã Água, que
encerra vocês numa ilha mágica de segurança.*

✦ Recoloque a água na lareira e toque cada um dos elementos, um por vez, dizendo:

*Terra, Ar, Fogo e Água, projetem o seu círculo onde quer que
estejam os meus amados, mesmo que seja além de oceanos,
como vocês o fazem agora.*

✦ Conserve a lareira ou o círculo de tijolos em ordem, com flores, plantas perenes e frutas, e deixe no lugar os materiais do ritual, acendendo a vela e o incenso todas as vezes em que a sua família ou o seu amado voltarem para casa, depois de se ausentarem por um certo tempo, e os repondo todas as vezes em que a combustão ficar enfraquecida. Você poderá repetir o ritual se você ou qualquer outra pessoa que você ame precisar se ausentar ou estiver enfrentando uma situação difícil.

Energias do Final do Inverno

As energias do final do inverno, que fluem desde cerca de 21 de dezembro, de acordo com o calendário, até 31 de janeiro, são favoráveis para todos os assuntos práticos num relacionamento, para o ambiente doméstico, para o dinheiro, para a vida profissional, para o amor nos últimos anos da vida e também para se despedir com serenidade se a partida for inevitável. Esses poderes poderão ser invocados em qualquer ocasião do ano, sempre que surgirem questões relativas à segurança.

O Solstício de Inverno ou Natal

O Solstício de Inverno, ou Dia Mais Curto do Ano, começa na véspera do Solstício, por volta de 20 de dezembro, e dura três dias. Quando as tribos primitivas viam o Sol em seu ponto mais baixo e a vegetação morta ou moribunda, elas temiam que a luz e a vida nunca mais voltassem, e por isso acendiam fogueiras com toras de Natal*, penduravam tochas nas árvores e decoravam as casas com plantas perenes, a fim de persuadir os outros vegetais a crescer novamente. A magia do Solstício de Inverno deu origem às festas de Natal em todo o globo. O Nascimento Mitraísta do Sol Invicto, na Pérsia, era apenas um dos festivais pré-cristãos celebrados em 25 de dezembro. Era, portanto, uma festa destinada a ajudar as pessoas a perseverar em tempos difíceis, sabendo que a luz voltaria a iluminar a sua vida e o seu relacionamento, e, se algo precisasse chegar ao fim, para torná-lo tão suave e positivo quanto possível.

Cristais do Solstício de Inverno: Amazonita, aventurina, jaspe sangüíneo ou malaquita.

---

* Grandes toras colocadas na lareira na véspera de Natal, para servir como lenha para o fogo. (N.T.)

Flores, incensos e ervas do Solstício de Inverno: Azevinho, cedro, camomila, louro, pinheiro, alecrim e zimbro.

Cores de velas do Solstício de Inverno: Branco, escarlate, verde brilhante e ouro, para dar ânimo nos períodos escuros da alma bem como do ano.

Rituais de Adivinhação e Rituais de Amor do Natal

Esses rituais são tradicionalmente realizados na véspera do Solstício ou na véspera do Natal.

Costure nove folhas de azevinho nas suas roupas de dormir e coloque um anel dourado no seu dedo anular antes de ir para a cama. Você sonhará com o dia do seu casamento e verá o seu amor verdadeiro de pé ao seu lado.

Amarre um pequeno ramo de azevinho em cada uma das pernas da sua cama e coma uma maçã cozida antes de se deitar para dormir. O seu verdadeiro amor falará com você em seus sonhos.

Três ou mais pessoas solteiras fazem uma corrente de azevinho, de visco e de zimbro, e amarram, entre cada ramo, uma bolota de carvalho ou uma avelã. À meia-noite, elas devem trancar a porta e pendurar a chave sobre o console da lareira. Elas enrolam a corrente numa tora, a borrifam com óleo, sal e terra e a queimam no fogo da lareira. Cada uma das pessoas senta-se ao redor do fogo com um livro de preces aberto na página do serviço matrimonial. Depois que a corrente for queimada, cada uma das pessoas verá seu futuro parceiro cruzando a sala.

Bolinhos feitos de aveia, cevada e água são assados em silêncio por jovens garotas na véspera de Natal e colocados no forno tarde da noite. À meia-noite, a porta da cozinha se abrirá e o seu verdadeiro amor entrará e virará os bolinhos.

UM RITUAL DE SOLSTÍCIO DE INVERNO PARA PEDIR POR TEMPOS MELHORES

Embora este seja um ritual de Solstício de Inverno, ele poderá ser praticado em qualquer ocasião em que um relacionamento ficar sujeito a tensões devido a preocupações práticas, à rotina, a dívidas acumuladas, a problemas de moradia ou a uma sensação de desânimo, quando as preocupações materiais e o excesso de trabalho distanciarem o casal. Atirar moedas numa fonte dos desejos é um ritual que pode ser praticado para melhorar a sorte e aparece de diferentes maneiras em incontáveis rituais, pois é uma das formas arquetípicas de oferendas à Deusa (veja o capítulo "A Fertilidade da Terra" para conhecer outro ritual de oferenda.)

✦ Comece ao nascer do Sol, na manhã do Solstício de Inverno, ou em qualquer outro dia que seja difícil para você e o seu companheiro. Pegue uma vasilha de vidro transparente e a encha com água. Faça uma grinalda entrelaçando azevinho e hera, para representar a união do Rei do Azevinho com a Rainha da Hera, e a enlace ao redor da vasilha de água.

✦ Acenda a sua primeira vela de Solstício ao nascer do Sol para persuadir a luz a voltar a brilhar na sua vida e também para a natureza, e deixe cair na água um cristal de tom verde vibrante ou um pedaço de vidro, pedindo, em silêncio, dias melhores.

✦ Deixe a sua vela queimar durante algum tempo e, em seguida, apague-a, enviando a luz para o Sol real ou simbólico.

✦ Ao meio-dia, acenda uma vela de Solstício ainda maior e volte a acender a primeira vela, desta vez deixando cair uma moeda de cobre na água e fazendo um outro pedido em silêncio. Deixe as velas queimarem durante algum tempo e então, quando você as apagar, envie a luz das duas velas para fortalecer o Sol.

✦ Ao cair da noite, a hora mais escura do dia, também simbolicamente, acenda uma vela ainda maior, juntamente com as duas velas anteriores, e dessa vez deixe cair uma moeda de prata como oferenda para o seu desejo.

✦ Deixe as velas queimando durante um tempo um pouco mais longo antes de apagá-las e de enviar a luz para o Sol, que não estará mais visível. Este será um ato de fé na esperança de que tempos melhores virão.

✦ Ao nascer do Sol do dia seguinte, acenda a última vela, a maior de todas, mais as outras três. A hora mais escura passou, a luz voltou e o

Sol renasceu. Deixe cair uma moeda dourada e faça o seu quarto pedido. Deixe as velas queimarem até o fim, sabendo que você superou a crise.

✦ Se você realizar esse ritual com seu amado, ele poderá deixar cair um cristal e uma moeda na fonte, a cada vez que a vela for acesa.

DEZ

Almas Gêmeas

Nossas duas almas, pois, que uma única alma são,
Embora eu deva partir, não irão sofrer o destino
Do rompimento, mas sim o de uma livre expansão,
Como o ouro sutil rima o toque do ar fino.

Se elas são duas, duas elas são exatamente
Como são duas as pernas gêmeas do compasso,
Tua alma, o pé fixo, embora agora não ostente
movimento, ela o faz se a outra der um só passo.

[...]

Eis como serás para mim, pois, com efeito,
Sendo o outro pé, preciso correr inclinado;
Graças à tua firmeza, meu círculo é perfeito
E faz com que eu termine onde iniciei o traçado.

[Our two souls, therefore, which are one/Though I must go, endure not yet/ A breach, but an expansion,/Like gold to airy thinness beat.//If they be two, they are two so/As stiff twin compasses are two,/Thy soul the fixed foot, makes no show/To move, but does, if the other do./[...]/Such wilt thou be to me, who must/Like the other foot, obliquely run;/Thy firmness makes my circle just,/And makes me end, where I begun.]

"A Valediction: Forbidding Mourning" (Um Adeus: É Proibido Chorar) de
JOHN DONNE

Na visão de Donne, estamos ligados à nossa cara-metade tanto na morte como na vida. Em meu trabalho como pesquisadora de assuntos paranormais, eu me deparei com vários casos de casais, juntos há muitos anos, em que um dos parceiros morreu, horas, às vezes minutos, depois da morte do outro, ambos vitimados por moléstias sem nenhuma relação entre si, e até mesmo quando o parceiro que sobrevivera à morte do outro estava aparentemente saudável. Num desses casos, a mulher nem sequer sabia da morte do marido.

Pat, da Ilha de Wight, contou-me a seguinte história:

Meu pai estava esclerosado e também sofria dos pulmões, pois foi mineiro. Quando foi internado no hospital para tratamento, minha mãe ficou desolada. Ela estava em Staffordshire e passou sozinha o dia de Natal. Ela e o meu pai nunca haviam se afastado um do outro antes. Não se passou muito tempo e mamãe também foi levada para o hospital com dor no peito. Quando a visitei, ela estava muito mal, muito ofegante e mal podia falar.

Fui ver papai no hospital e, como ele estava reagindo bem, não lhe contei que mamãe estava muito doente. Eu precisava voltar por causa das crianças, mas fiquei até que mamãe tivesse melhorado.

Prometi: "Voltarei na segunda-feira", mas mamãe insistiu: "Não, volte para a sua família. Eu estou bem."

E ela estava melhor, caso contrário eu não a teria deixado. Na manhã seguinte, chegou a notícia de que papai havia morrido subitamente, e duas horas depois me avisaram que mamãe também se fora, embora não lhe tivessem contado sobre papai.

As pessoas podem se encontrar e, num instante, sentir como se tivessem descoberto a metade que lhes faltava e que procuraram durante toda a vida; algumas ficam até mesmo convencidas de que o relacionamento existia numa encarnação anterior. Por exemplo, Jenny teve uma experiência de vida passada na qual ela era enfermeira em Londres, durante a Segunda Guerra Mundial. Ela se lembrou que, nessa outra vida, ela e o noivo, um piloto da RAF, costumavam passear no Regent's Park, em Londres, juntos. Ele foi morto e Jenny descobriu, numa regressão posterior, que ela mesma morreu quando uma bomba explodiu em sua casa, seis semanas depois da morte do noivo.

Jenny e David se conheceram depois de uma série de coincidências e de pessoas sem nenhuma relação umas com as outras, mas que pareciam os estar atraindo um para o outro. Eles sentiram um reconhecimento instantâneo e, seis semanas depois de se conhecerem, passaram a morar juntos. Alguns meses antes, David passara pela experiência de uma regressão semelhante, e fora igualmente informado por um médium a respeito da sua vida como piloto. Na última vez em que eu conversei com Jenny, eles continuavam muito felizes.

Alguns encontros entre almas gêmeas que aparentemente viveram juntas no passado, são um pouco mais conturbados pelo fato de um ou ambos os parceiros já serem compromissados no presente, e essa é uma área repleta de perigos. Pois, embora eu não ache que a idéia de alma gêmea esteja em desacordo com a crença que expressei ao longo de todo este livro — a de que nós temos vários companheiros de alma em potencial — concepção que também é defendida por algumas almas gêmeas, conheço pessoas que deixaram de aproveitar uma oportunidade de ser feliz porque um companheiro em potencial não era sua "alma gêmea".

Relacionamentos que se baseiam no afeto e na consideração mútuos podem prosperar, e a paixão e o amor podem crescer — alguns casais que cresceram juntos descobriram ter uma profunda afinidade depois de enfrentar o que pareceu um início nada inspirador. O amor não é objetivo e existe em muitos níveis e, mesmo que vocês sejam a prova viva da existência de almas gêmeas, pode ser que nesta vida precisem se relacionar intimamente com outras pessoas, talvez para aprender uma lição. Alguns dos rituais que eu sugiro neste capítulo irão, assim espero, fortalecer e enriquecer qualquer relacionamento amoroso.

Quer você aceite ou não o conceito de reencarnação, a crença no fato de que temos uma alma gêmea existiu durante milhares de anos e ainda mantém crédito entre aqueles que estão procurando seus *alter egos* ou que encontraram uma pessoa, talvez de outra geração, ou com uma filosofia e estilo de vida completamente diferente, com a qual se sentem completos.

Teorias a Respeito de Almas Gêmeas

O filósofo grego Platão descreveu as almas gêmeas da seguinte maneira:

> ... e quando um deles encontra a outra metade, a metade real de si mesmo, o par se perde num assombro de amor, de amizade e de intimidade, e a pessoa não ficará longe dos olhos da outra sequer por um momento.

De acordo com a tradição mística oriental, outrora todos nós fazíamos parte da jubilosa unidade da Divindade, que continha tanto o masculino como o feminino. Porém, a fim de ficarmos cientes de ambos os aspectos, foi criada a dualidade, o masculino e o feminino, a luz e as trevas, e foram criadas almas individuais, porém unidas, contendo ambas as polaridades. Quando nascemos, essa unidade se dividiu em duas metades, contendo qualidades *animus* ou *anima* predominantes, embora em proporções variáveis. Essas duas metades são os aspectos gêmeos da mesma alma, e se diz que temos um único gêmeo em todo o universo, com quem poderemos experimentar uma união heterossexual ou homossexual. Nos domínios superiores, também pertencemos a famílias de almas, e podemos encontrar uma delas na Terra, e até mesmo estabelecer com elas diferentes relacionamentos em diferentes encarnações, para aprender diferentes lições.

Desse modo, como parte do nosso anseio para retornar à bem-aventurança espiritual original, acredita-se que estamos todos procurando pelos nossos *alter egos*, junto aos quais nos sentiremos completos. Podemos ter muitas almas companheiras, aquelas com as quais partilhamos um contato anímico, e qualquer uma delas será uma boa companhia. Pode ser que você jamais encontre a sua alma gêmea, ou pode ser que ela assuma o papel da irmã querida, de um irmão ou até mesmo de um amigo íntimo, enquanto que outras pessoas acabam por se casar ou morar com a sua alma gêmea. Para outros, pode ser preferível a serenidade de um relacionamento amoroso menos intenso com uma alma companheira, pois o relacionamento com uma alma gêmea será muito intenso e exclusivista, e pode não ser o que você esteja querendo nesta vida.

Há uma antiga lenda vinda do Oriente, que eu me lembro de ter lido quando era criança num desbotado livro com ilustrações, segundo a qual duas almas estavam de pé na margem do mundo e se deram as mãos quando saltaram. Elas flutuaram em direção à Terra num único "pára-quedas", feito com uma flor de lótus, ainda de mãos dadas. Porém, veio uma brisa e as separou, fazendo com que aterrissassem a centenas de quilômetros uma da outra. Tudo o que restou do que compartilharam foi a flor de lótus murcha. Uma delas se tornou um príncipe, alto e de pele escura, enquanto que a outra nasceu numa família pobre e se tornou uma tecelã de seda. Um dia coube a ela tecer o vestido da futura noiva dele, uma majestosa princesa vinda de além-mar, com cujo séquito ela viajou. No vestido, ela teceu a flor de lótus, que o príncipe reconheceu e eles se uniram. Houve a perseguição inevitável pelos reis zangados, e os amantes saltaram dentro de um rio caudaloso para não ser novamente separados. Desapareceram conservando as mãos dadas sob as águas enfurecidas, enquanto, na superfície, flutuava um único e ainda viçoso lótus branco.

Embora eu tivesse lido essa história trinta e cinco anos antes de ter descoberto a concepção de gêmeos astrológicos, eu ainda os imagino sob a óptica da lenda. Histórias de amantes que precisam estar juntos quaisquer que sejam as circunstâncias são freqüentes na literatura e na mitologia e, embora algumas pessoas digam que as almas gêmeas são uma fantasia, aqueles que viveram um amor como esse confirmam que foram atraídos um para o outro, mesmo estando a quilômetros de distância, literal ou metaforicamente.

Almas Gêmeas e Astrologia

Gêmeos astrológicos são duas pessoas sem nenhuma relação uma com a outra, mas nascidas no mesmo dia, na mesma hora e na mesma região do mundo, e que partilham de mapas astrológicos quase idênticos. A rigor, os gêmeos astrológicos verdadeiros nasceram no mesmo dia, com um intervalo de, no máximo, trinta minutos um do outro, e dentro de um raio de cerca de 800 km. Mas as duas pessoas também seriam consideradas gêmeas se nascessem num intervalo de noventa minutos uma da outra e dentro de um raio de 1.600 km, ou se a hora de nascimento de um ou de ambos os gêmeos fosse desconhecida, mas tenha ocorrido num raio de 1.600 km. Devido a isso, há muitos exemplos registrados de gêmeos astrológicos que partilham dos mesmos interesses, fizeram as mesmas escolhas profissionais e passam pelas mesmas mudanças fundamentais na vida. Embora, em geral, eles tenham padrões de vida semelhantes e tendam a concordar ao discutir temas comuns, pode haver ocasionalmente algo mais profundo quando eles se encontram; eles podem partilhar uma sensação de destino incompleto e ter tido relacionamentos que malograram pelos mesmos motivos.

Se você se dispuser a encontrar um gêmeo astrológico pelo fato de o seu relacionamento amoroso estar repleto de dificuldades, vocês poderão descobrir que, uma vez que comecem a se corresponder ou a se encontrar, vocês estabelecerão laços telepáticos; mesmo que vocês já tenham, ou venham a ter, outros parceiros, sempre poderá haver uma estreita ligação espiritual entre vocês, que se tornarão almas companheiras, amigos íntimos e confidentes.

Se você se envolver emocionalmente com um gêmeo astrológico, o que é difícil, pois vocês têm as mesmas fraquezas e pontos fortes, o relacionamento será muito especial. Pode ser que a probabilidade de ocorrer um romance seja maior para gêmeos astrológicos que não tenham uma relação tão próxima. Você poderá encontrar gêmeos astrológicos pela Internet ou em revistas de astrologia — embora as mais respeitáveis enfatizem o fato de que suas breves referências a horóscopos de leitores destinem-se a formar ligações astrológicas e não pretendem ser agências matrimoniais. Em todo caso, você precisa tomar as mesmas precauções iniciais que tomaria quando entrasse em contato, ou quando se encontrasse pela primeira vez, com uma pessoa desconhecida.

Ritual para Atrair sua Alma Gêmea

Esta é uma versão mais forte do encantamento tradicional para chamar seu amado na chama da vela, sugerido na página 37 deste livro. Como acontece com os melhores rituais, você não precisa de muita coisa além do que pode encontrar no mundo natural e no seu fantástico arsenal de tesouros de materiais e de poderes. Se você está à procura da sua alma gêmea ou alma companheira (propósito diferente daquele dos rituais anteriores, que visavam alguém que a faria feliz, um objetivo menos restrito e, diriam alguns, mais realista), você talvez precise ter paciência se quiser satisfazer todos os pré-requisitos para este ritual.

Como acontece com toda magia, a evocação da sua alma gêmea vem do seu coração e se as condições não forem favoráveis mas o seu coração lhe disser que é a hora certa para realizar o encantamento, o que acontece com freqüência, convém improvisar com o que você tem à mão e tornar os seus desejos mais poderosos graças à intensidade dos seus sentimentos. Não existe um general lançador de feitiços sentado no cosmos e verificando os itens da lista de ingredientes necessários, de modo que, se tudo o que você tiver for um balde de lata e uma torneira de água fria, uma noite nublada e com a praia mais próxima a 5.000 km, realize o seu ritual confiando no fato de que, ao fazê-lo, você estará demonstrando as qualidades necessárias não apenas para encontrar sua alma gêmea, mas também para levar adiante qualquer relacionamento: engenhosidade, adaptabilidade e a recusa a ser dissuadido, independentemente dos obstáculos.

✦ Idealmente, você precisará de: uma Lua cheia; uma maré que esteja prestes a mudar (você poderá utilizar qualquer curso de água corrente); nove moedas de ouro com um orifício, por exemplo moedas espanholas de 25 pesetas ou moedas chinesas bem polidas para adivinhação (brincos de argola de ouro são um substituto aceitável); nove flores brancas; nove uvas ou nove frutas pequenas de qualquer espécie.

✦ Na Lua cheia, vá até a praia na virada da maré, durante a noite, se possível quando a luz da Lua estiver refletindo na água. Leve as suas moedas, flores e uvas numa pequena cesta de junco, de ráfia ou de qualquer outro material natural sem tingimento. Se foi você mesma quem teceu a cesta, será muito melhor, mas, se não foi, entrelace na cesta, com uma agulha de coser, nove fios de cabelo da sua cabeça.

✦ Espere até que a maré esteja virando e faça, num círculo de areia que será banhado pelas ondas, um castelo de areia onde você escreverá o seu nome, a data e o seu desejo: *Que a minha alma gêmea e eu possamos nos encontrar, se isso for conveniente e se não prejudicar outras pessoas.* Escreva essas palavras com uma grafia espiralada ao redor da base do castelo, usando uma vareta encontrada na praia.

✦ Na virada da maré, coloque a cesta para flutuar sobre a sétima onda, dizendo:

Alma gêmea, se for conveniente eu te encontrar,
Ache o caminho que te leva de volta ao meu lar;
Saúde e riquezas e flores envio agora
Ao mar poderoso, e que em algumas horas
A partir deste momento, esta oferenda atraia
Minha alma gêmea que está à espera numa praia
Muito distante daqui, ou em terras vizinhas:
Venha, ó meu amor, e tome em tuas mãos as minhas.

[*Twin soul, if it is to be/Find your way back home to me;/Health I send and wealth and flowers,/To the mighty sea, that hours/From now this offering reach/My waiting soul twin on a beach/Far away ou nearer lands,/Come O love and take my hands.*]

✦ Espere até a décima quarta onda e mantenha suas mãos bem acima da cabeça, estendendo-as em seguida em direção ao mar. Você sentirá a brisa ondulando sobre elas, e talvez também sinta o toque, leve como uma teia de aranha, da sua alma gêmea através das ondas.

Onde Foi que nos Encontramos pela Última Vez?

Dizem que as almas gêmeas ficam juntas apenas em algumas vidas, pois elas podem precisar aprender sozinhas algumas lições. De acordo com alguns especialistas em vidas passadas, você poderá conviver numa encarnação com o que é chamado de "alma companheira kármica", espíritos da mesma família, que se encontram em uma ou mais vidas para sanar algum mal que tenha se originado numa vida passada ou em várias, ou para aprender alguma coisa que só possa ser vivenciada num relacionamento íntimo. Se você aceitar essa teoria, ela poderá ser uma maneira de explicar e de fazê-lo aceitar aborrecimentos, ciúmes ou ressentimentos. Porém, mesmo que você ache que isso é fantasioso, executar trabalhos de vida passada com um amante, especialmente numa ocasião em que você está com um problema para resolver, poderá esclarecer por meio de símbolos os seus sentimentos e ajudá-la a superá-los, recorrendo à imagem de um outro casal, num outro tempo.

A história de Jenny e de David, na página 181, sugere o encontro de almas gêmeas que já viveram juntas, enquanto que o relato seguinte fornecido por Celia, descreve uma relação marcada por conflitos presentes e, talvez, passados.

Celia está com cerca de 45 anos de idade, tem um filho adolescente e um marido que parece cada vez mais distante. Numa viagem que ela fez com um grupo da sua igreja local a lugares sagrados da Andaluzia, ela ficou amiga de Peter, um norte-americano que morava na Espanha e que ajudara a organizar a viagem. Separadamente, eles viram cenas de vidas passadas relativas a um período em que ele era padre em Granada e ela era freira, e eles se encontravam secretamente na Igreja de San Christobel. Eles se sentiam culpados por estar quebrando os votos feitos à Igreja, mas não eram capazes de negar a força do que sentiam um pelo outro e planejaram fugir juntos, atravessando a fronteira com a França, onde havia protestantes que aceitariam o seu casamento.

Certo dia, quando estavam de pé junto à imagem de Santa Maria, com a luz que atravessava as janelas incidindo na auréola de Maria, eles viram simultaneamente a cena em que foram descobertos, separados violentamente um do outro e torturados. Peter e Celia ficaram muito abalados com a experiência, retornaram ao hotel e mais tarde, nessa mesma noite, fizeram amor pela primeira vez, embora ele fosse quase vinte anos mais jovem do que ela e estivesse se preparando para se mudar para os Estados Unidos e entrar para um seminário.

O relacionamento prosseguiu durante toda a viagem. Celia descobriu que estava grávida um mês depois de voltar para casa, mas não suportava a idéia de causar a infelicidade do marido e do filho, embora Peter suplicasse a ela para que se mudasse com ele para os Estados Unidos. Ela decidiu, depois de muitas dores de cabeça, fazer um aborto e continuar com sua vida em família, rompendo com Peter. Agora, muitos meses depois, ainda estou analisando com cuidado a experiência de Celia.

Os céticos dirão que as experiências de vidas passadas foram uma desculpa para um caso amoroso ao qual Celia, em outra situação, não teria se entregado, mas, depois que eu me encontrei com ela, constatei que é uma mulher inteligente, com os pés no chão, e que ficou totalmente abalada pela intensidade da sua experiência de vidas passadas, a primeira pela qual ela já passara. Nem pareceria lógico que Peter, em vias de se tornar padre, quisesse uma esposa mais velha e um bebê, numa situação de mudança tão decisiva, a menos que ele acreditasse que se tratava de um assunto não-resolvido do seu passado e que ele precisava solucionar. Até mesmo como metáforas, as imagens de vidas passadas expressavam muitos assuntos subjacentes não-resolvidos da vida de ambos. Celia não lamenta ter passado pela experiência e a está aproveitando para planejar o seu futuro em vez de prosseguir com uma situação estéril. Restabelecer neste mundo o que parece uma ligação de vida passada pode ter um custo alto, por isso, vá com cautela se a sua alma gêmea já for casada ou tiver filhos com outra pessoa.

Num relacionamento, o trabalho de vidas passadas pode ser muito útil na resolução de sentimentos não-expressados ou até mesmo não-reconhecidos. O seguinte ritual funciona bem com companheiros e amantes e pode, às vezes, aprofundar um relacionamento que está evoluindo para um compromisso mais sério.

Ritual de Vidas Passadas com Velas

✦ Acenda uma grande vela de cera de abelhas depois que escurecer o dia e a coloque no centro de uma mesa. Sente-se de frente para o seu namorado ou marido, de modo que a vela fique entre vocês e o resto do cômodo na penumbra.

✦ Deixe uma janela aberta ou use um ventilador para que a chama da vela bruxuleie, projetando sombras nas paredes.

✦ Pergunte ao seu parceiro: "Quando nos encontramos pela última vez?" e olhe através da chama e para além do seu parceiro, na direção do cômodo escuro. Sentem-se em silêncio até que um de vocês veja uma cena nas sombras e comece a falar.

✦ Complete a cena com detalhes quando você também começar a partilhar das visões, e fique atenta ao que o outro estiver percebendo, que pode ser externo ou estar no olho da mente, de modo que, como uma imagem cada vez mais nítida, as cores se tornarão mais vívidas, os objetos mais sólidos e vocês, gradualmente, se verão juntos na cena conjunta.

✦ Você sente alguns aromas especiais, ouve alguns sons — sinos, buzinas de navios, trens distantes ou bondes?

✦ Descreva algumas pessoas que você vê e, entre vocês, interpretem o que dizem. Continuem o diálogo, movimentando-se dentro da cena criada se quiserem, entrando em outros quartos, saindo para fora de casa ou usando um barco ou um cavalo para viajar.

✦ Não tentem forçar as descrições, porém montem o quebra-cabeça peça por peça, e poderão descobrir que estão se dirigindo um ao outro num estilo que não lhes é familiar, usando um vocabulário que dê a impressão de pertencer a outros tempos e, no entanto, lhes parecer natural nessa outra vida. A cena, em geral, não será nada dramática, pois a maioria das vidas passadas e presentes consiste em situações e em ações cotidianas.

✦ Quando a cena começar a desvanecer, olhem um para o outro através da chama e poderão ver, imperceptivelmente, um rosto diferente, mas tão familiar que esse outro semblante e o seu parceiro atual fundir-se-ão num só.

✦ Sentem-se tranqüilamente à luz da vela e conversem a respeito do que vocês viram, recapitulando a história do casal cuja vida reviveram por um momento, e que é, em certo sentido, simbólico ou não, parte do que vocês são e serão.

✦ Alguns diriam que foram vocês mesmos que criaram a cena, e, de certa forma, foram vocês de fato, pois essa prática começa como todo trabalho psíquico: na imaginação, que é composta pela alma, pelo passado e por todos os mitos e lendas oriundos de muitas culturas que são, elas mesmas, expressões de verdades universais. Todos nós partilhamos do passado por meio dos nossos genes, da herança genética que recebemos dos nossos ancestrais, e nessa rica teia de anos passados podemos descobrir ecos de relacionamentos atuais e soluções para nossos dilemas. Não podemos provar que aquilo de que nos lembramos em tais momentos seja de fato uma vida passada que vivemos juntos, mas sabemos que cada relacionamento leva consigo muitos outros relacionamentos, que se estendem por milhares de anos, e que o amor não está limitado pelo tempo nem pelo espaço.

✦ Quando vocês estiverem prontos, assoprem a vela, que emana sua suave fragrância de mel, e envie a luz para as gerações ainda não-nascidas, que você carrega em suas células e em sua alma.

Comunicação Telepática entre Cônjuges e Namorados

A telepatia entre parceiros é a segunda mais freqüente, perdendo apenas para a que ocorre entre mães e filhos. A telepatia é definida como a transmissão de idéias, de pensamentos, de sentimentos e de sensações de uma pessoa para outra, sem palavras, e vem do grego *tele* (distante) e *pathe* (ocorrência ou sentimento). Embora seja um dos fenômenos paranormais mais estudados, não está sujeito a testes. Já passou, no entanto, por exames bem-sucedidos sob condições de laboratório, precisamente porque está arraigado na emoção humana, em especial no amor, e tende a ocorrer na vida daqueles que se comunicam sem recorrer a palavras.

Descobri a história de Adrian numa velha pilha de registros de pesquisa. Ele relembrou:

Em 1917, eu estava pilotando um avião Avro da Royal Flying Corps, em Dover, e desliguei o motor para deslizar até o solo. O avião entrou numa forte corrente de vento vinda do mar e começou a cair em parafuso, e eu sabia que esse tipo de queda era fatal. Liguei o motor e, para o meu pavor, ele não pegou. Compreendi que o avião acabaria por se espatifar no chão e eu viraria cinzas. Pensei em minha mulher Rose e ela surgiu na minha frente; instantaneamente, o motor voltou a funcionar.

Na manhã seguinte, recebi uma carta de minha mulher perguntando se algo terrível havia acontecido comigo, pois ela, de súbito, caíra de joelhos e rezara por mim. O momento em que ela mencionou que fizera isso coincidiu com o instante em que ela surgira diante de mim, quando eu acreditei que estava prestes a morrer.

Este continua sendo o exemplo mais contundente que eu encontrei de telepatia entre casais, embora eu tenha me deparado, ao longo de minha pesquisa, com centenas de casos de telepatia desse tipo. Nem todos os laços entre casais são tão profundos. Grande parte da comunicação telepática entre parceiros amorosos refere-se a assuntos cotidianos. Por exemplo, Mike, que mora em Harrow, perto de Londres, contou-me que, certa noite, ele parou no caminho do trabalho para casa, para beber um rápido drinque com Barry, um amigo que ele encontrara por acaso em Londres. Mike deixara de ver Barry durante anos porque sua mulher não gostava dele, pois ela achava que Barry o levaria para o mau caminho. Quando Mike chegou em casa, Julie esperava por ele. Ela ignorou suas desculpas de que ficara até mais tarde no trabalho e de que perdera os trens. "Não minta para mim. Você esteve bebendo com Barry."

Mike não se surpreendeu com os poderes "mágicos" da mulher. Seus próprios pais tinham uma loja quando ele era pequeno e sua mãe enviava mensagens telepáticas para o marido se ela estivesse em casa e precisasse de pão ou de queijo.

Estes são exemplos de telepatia espontânea, mas é perfeitamente possível desenvolver o que seria um canal de comunicação perfeitamente natural; antes da popularização do telefone, a telepatia era a maneira natural pela qual os casais mantinham contato quando estavam separados. Esse poder ainda pode ser observado entre os poucos povos indígenas cujo modo de vida ainda não foi afetado pela tecnologia e se manifesta não apenas entre companheiros, mas também entre mãe e filho e entre irmãos.

Uma vez que o canal telepático esteja aberto, você também poderá utilizá-lo como uma lista de compras paranormal! Da mesma maneira, se você vai se atrasar e não consegue entrar em contato com o seu companheiro, comuniquem-se telepaticamente. Quando estiverem juntos, passem o tempo em silêncio, comunicando-se telepaticamente e poderão descobrir que podem continuar a conversa em voz alta, mesmo que não se trate de um assunto que você tenha mencionado anteriormente. Caso isso não aconteça, tudo de que você precisa é a prática.

Fortalecendo o Vínculo

A telepatia funciona melhor através dos canais visuais, portanto primeiro visualize a mensagem que você espera enviar ao seu companheiro. Pratique uma noite por semana, de preferência no mesmo dia e na mesma hora.

+ A cada noite, passem dez minutos em cômodos separados, de modo que não possam fazer contato visual ou se comunicar por meio da linguagem corporal.

+ Permaneçam em cômodos separados durante a experiência para eliminar quaisquer insinuações sensoriais. Certifiquem-se de que vocês não serão perturbados e deixem o telefone na secretária eletrônica.

+ Iniciem, alternadamente, a conversa telepática. Escolham previamente um tópico que permita muitas associações, por exemplo férias ou os filhos, embora, com o tempo, vocês possam deixar que o assunto seja escolhido pelo parceiro que der início à conversa.

+ Comece chamando mentalmente seu companheiro pelo nome, com suavidade, e, à medida que verbalizar mentalmente os seus pensamentos, visualize uma cena com o maior número possível de detalhes — o riso, as cores vibrantes, as fragrâncias, os sons e, acima de tudo, as emoções, pois esses são os transmissores mais eficazes de mensagens paranormais.

+ Anote a mensagem que estiver enviando, juntamente com quaisquer impressões que você receba em resposta, para não esquecer os detalhes. Se você visualizou um determinado local faça um desenho desse local — basta fazer um esboço.

+ Durante a conversa paranormal, faça interrupções assim como faria numa conversa em voz alta.

+ Ao mesmo tempo, o parceiro precisa estar sentado no outro cômodo, escutando tranqüilamente e atento à mensagem que você esteja lhe enviando. Ao responder de acordo com seus sentimentos, ele deve fazer comentários com relação ao tópico. É importante não tentar racionalizar o local ou o nome escolhido, e se nada ocorrer, não forçar a mente. Essa é apenas a primeira tentativa.

- O parceiro, deverá anotar quaisquer palavras ou imagens recebidas e quaisquer impressões gerais a respeito do contato entre vocês, especialmente no que se refere às emoções.

- Quando estiver preparada para terminar a conversa, diga até logo e envie uma mensagem pessoal de amor.

- Na próxima vez, inverta os papéis de modo que seja a outra pessoa que envie a primeira mensagem. Se perceberem que vocês dois estão, simultaneamente, enviando e recebendo, isso é muito natural, como acontece em qualquer conversa não-paranormal, e mostra que vocês estão se entendendo telepaticamente.

- Persistam nisso por cerca de dez semanas, mesmo que a comunicação entre vocês não seja tão precisa. Depois de cada sessão, comparem suas anotações para verificar semelhanças e constatarão que haverá mais do que esperavam encontrar.

- Quanto aos experimentos que não forem bem-sucedidos, isso pode ser sinal de que sua telepatia não funciona numa situação experimental. Deixe de lado as sessões e, em vez delas, comece a enviar mensagens de agradecimento e de amor em momentos do dia preestabelecidos, em que vocês estiverem longe um do outro, e concentre-se numa imagem ou numa fotografia do parceiro. Vocês poderão fazer isso durante um período experimental, se assim o quiserem.

- Depois de algum tempo, comecem a enviar mensagens em ocasiões aleatórias. Para isso, sentem-se tranqüilamente e visualizem o parceiro trajando as roupas que de fato vestiu pela manhã e no local preciso em que está no momento. Peça ao seu companheiro para fazer o mesmo e, depois de algumas semanas, vocês constatarão que quando, de súbito, pensarem na pessoa que amam, o telefone tocará.

- Comecem a prestar atenção às ocasiões em que a telepatia ocorrer e a se lembrar de responder ao parceiro quando sentirem a vibração. Perguntem ao parceiro se ele ou ela tiveram quaisquer sentimentos fortes em alguma ocasião em particular. Tentem fazer isso por um período experimental, se assim o quiserem.

- Não demorará muito para que você comece a perceber se a ocasião é ou não oportuna para telefonar para seu parceiro no trabalho ou durante sua ausência, se ele ou ela está se sentindo deprimido ou ansioso. Depois que a conexão paranormal for estabelecida, o relacionamento se tornará menos possessivo e haverá menos tensão caso o companheiro demore para chegar em casa. Você saberá se houve um problema e, desse modo, a ansiedade diminuirá, pois seu radar paranormal irá lhe dizer se você precisa ou não sair em socorro do seu companheiro.

ONZE

Magia Sexual

A magia sexual às vezes recebe conotações negativas ou licenciosas na literatura popular. Não obstante, é uma das mais belas e espirituais, e também mais poderosas, formas de magia de amor, quando praticada em total privacidade por duas pessoas que estão comprometidas uma com a outra, pois elas reencenam e recriam o Casamento Sagrado arquetípico em seus rituais.

O Casamento Sagrado permeia todas as culturas e representa a união do masculino e do feminino, remontando aos antigos mitos da criação. Existe a imagem amorosa de Nut, a Deusa do Céu egípcia, cujo corpo, feito de estrelas, cobre o receptivo Geb ou Seb, o Deus da Terra, que nos mitos da criação de Heliópolis criaram Osíris, Ísis e as divindades egípcias mais sombrias, Seth e Néftis. Porém, o meu casal favorito vem da tradição maori, na qual os pais primordiais, Rangi, o Pai Céu, e Papa, a Mãe Terra, se enlaçam num abraço perpétuo. Com o nascimento do seu primeiro filho, Tangaroa, os maoris dizem que o corpo de Papa ficou tão cheio com as águas da vida que estas jorraram, formando os oceanos. No entanto, Rangi e Papa estavam tão perto um do outro que seus seis filhos não foram capazes de se mover ou de ver a luz. Tane-Mahuta, Deus das florestas, das árvores, dos pássaros e dos insetos, transformou-se numa árvore e forçou o céu a subir. Ele vestiu o pai com Kohu, o Deus da neblina, com Ika-Roa, a Via-Láctea, e com as estrelas brilhantes. Em seguida, Tane-Mahuta vestiu a mãe com florestas, samambaias e plantas. A tristeza de Rangi e Papa separados ainda pode ser vista nas neblinas da manhã subindo da terra e na chuva descendo do céu.

À medida que os Deuses do Céu ganhavam supremacia, eles se casavam com Deusas da Terra que aos poucos se tornaram padroeiras das mulheres, do casamento e do parto. Um exemplo disso é Odin, o Todo-

Poderoso Pai nórdico cuja esposa era Frigg ou Frigga, Deusa de mulheres, do casamento e da maternidade. Sua roca cingida de jóias formou o cinturão de Órion e ela era padroeira das donas de casa setentrionais, sendo com freqüência retratada com uma roca. Embora essas divindades estivessem longe de ser destituídas de falhas, até mesmo em suas próprias mitologias, elas refletiam, em sua união constante, a unidade arquetípica da mente, do corpo e da alma num compromisso de amor permanente, reafirmado não apenas nas celebrações anuais do Casamento Sagrado, por exemplo as de Júpiter e Juno na Antiga Roma, mas também em cada ato de amor sacralizado.

O Rito do Graal é uma versão da idéia de Casamento Sagrado, e uma das mais profundas cerimônias de compromisso. Como acontece com toda magia sexual, se vocês tiverem desejos ou necessidades comuns, poderão liberá-las para o cosmos no instante do orgasmo simultâneo. Embora, por questões de simplicidade, eu sempre me refira a casais formados por um homem e uma mulher, qualquer um dos rituais pode facilmente ser adaptado para uma parceria cujos membros sejam do mesmo sexo ou para alguém que faça os rituais sozinho.

O Ritual do Graal

Há muitas versões deste rito; este, em particular, recorre ao simbolismo da Taça do Graal, que foi, segundo a crença, a taça usada na Última Ceia, e na qual Maria Madalena recebeu o sangue de Cristo. Há várias versões a respeito do paradeiro da Taça do Graal: ela teria sido trazida para a Inglaterra por José de Arimatéia no século primeiro; transportada para a França por Maria Madalena e Sara, sua criada egípcia que se tornou a Santa Sara dos ciganos; escondida na Inglaterra na fortaleza de Artur, que, segundo se pensa atualmente, estaria situada em algum lugar perto de Shrewsbury, em Shropshire, enviada de Roma, por volta do fim do século V, para ser salva, junto com outros tesouros, da pilhagem dos invasores.

Em uma das muitas versões do Graal, o Rei Pescador, que era o Guardião do Graal, foi ferido num flanco por uma lança, mas não podia morrer, nem sua terra estéril podia recuperar a vida, a não ser que uma pessoa viesse e fizesse as perguntas corretas a respeito do Graal. A lança simboliza a lança sagrada que perfurou o flanco de Jesus. Na tradição celta, é a lança de Lugh, que com ela matou seu próprio avô, o velho Deus solar Balor, e assim instaurou a nova ordem.

Esta é uma adaptação da lenda que fascinou incontáveis gerações, na qual a mulher faz a seguinte pergunta: *A quem a lança serve?*

A resposta é: *A vós, minha dama, para todo o sempre, o seu poder e a sua proteção.*

A pergunta relativa ao cálice ou Taça do Graal é: *A quem o Graal cura?*

A resposta é: *A vós, meu Senhor, na alegria e na fertilidade.*

Da união da lança e do cálice, do masculino e do feminino, provém a união espiritual e física e, se quiserem, a possibilidade de conceber uma criança, se isso for o melhor para vocês dois.

Em muitas culturas, o cálice, que era originalmente o caldeirão, representa o princípio feminino, o útero que sustenta a vida, mas também a sabedoria inconsciente oculta, o lado feroz, selvagem, da feminilidade. A lança, e também em algumas tradições o bastão, a faca ou a espada, representa energias masculinas, diretas e poderosas, mas também a necessidade de se submeter às águas do cálice para ser completa. O cálice representa o elemento Água na magia formal, assim como a lança ou o bastão representam o Fogo.

Para esse ritual, use uma taça de vidro, de cristal, de aço inoxidável ou de peltre, e a encha de vinho tinto ou de suco de uvas roxas, símbolo da vida e, em algumas tradições, do sangue menstrual. Faça uma pequena lança da madeira de qualquer uma das seguintes árvores: o carvalho, para o poder, o espinheiro-negro, árvore da coragem e de José de Arimatéia, ou o freixo, com o qual foi feita a lança mágica Gunghir, de Odin (o pai dos deuses nórdicos), a qual sempre tinha por alvo a verdade e retornava ao dono. Afie a ponta de modo que ela fique levemente pontuda.

O ritual é muito significativo se for realizado por duas pessoas antes de elas fazerem amor, em especial se for a primeira vez que isso acontece ou se estão celebrando a decisão de tornar o compromisso mais sério. Porém, se o seu companheiro estiver preocupado ou se não se sentir à vontade com um ritual desse tipo, você poderá realizá-lo sozinha e se lembrar do seu amado fazendo amor com você.

Realize esse ritual na Lua cheia ou numa data próxima a essa Lua. Para facilitar, descrevi o ritual do ponto de vista da mulher.

✦ Rodeie a sua cama com galhos pintados com tinta prateada, de modo que você fique em meio a uma pequena floresta. Esses galhos devem ser, de preferência, de uma árvore frutífera ou que produza nozes de algum tipo, símbolos da fertilidade em seu sentido mais amplo. Deixe uma pequena passagem no círculo de galhos, em frente à cabeceira da cama, para que você possa passar. Pendure na árvore pequenas maçãs, amarradas com fitas douradas, e minúsculas bugigangas douradas e sininhos de prata, o ouro para o Sol e a prata para a Lua, a união alquímica do Rei Sol e da Rainha Lua. As maçãs são um símbolo escandinavo e druídico do amor e também um símbolo da fertilidade. Ao redor da base de cada galho, faça círculos de nozes para o casamento e a fertilidade, e em frente da cabeceira da cama e fora do círculo disponha, em semicírculo, velas brancas virgens, sobre uma mesa onde elas estarão em segurança.

✦ Você também precisará pôr perto da cama uma mesinha redonda, coberta com um tecido brilhante, para deixar itens que você utilizará no ritual. Essa mesa deverá ficar dentro do círculo de galhos.

✦ Na frente das velas, coloque a lança à esquerda e o cálice à direita.

✦ Acenda cada uma das velas em total silêncio, pois as únicas palavras a serem pronunciadas são as perguntas e as respostas do Graal.

✦ Segure o cálice com ambas as mãos. Levante-o acima de cada uma das velas, visualizando a luz da vela entrando no vinho. Ingresse no círculo de galhos e ajoelhe ou sente-se na cama segurando o cálice.

✦ Em seguida, o seu companheiro apanha a lança com a mão direita e a segura com a ponta para baixo, aproximando-a de cada vela, uma por vez, de modo que a luz possa envolvê-la; ele ingressa no círculo, colocando a lança sobre a mesinha que está dentro do círculo, à esquerda.

✦ Ele se senta ou ajoelha à sua esquerda, com o rosto voltado para você.

✦ Segure o cálice sobre a cabeça, a fim de que ele absorva a luz vinda do cosmos, e em seguida ofereça-lhe o cálice. Juntem as mãos ao redor dele e bebam juntos em silêncio. Coloquem o cálice à direita na mesinha dentro do círculo.

✦ Ele pega a lança mais uma vez, agora segurando-a com a ponta para cima, a fim de absorver a luz. Ele volta para a cama com ela e a oferece a você, e vocês juntam as mãos ao redor dela. Depois de alguns momentos, apanhe o cálice, olhando para o seu companheiro mais uma vez, na cama, enquanto ele segura a lança.

✦ Ele ergue a lança acima do cálice e você pergunta pela primeira vez: *A quem a lança serve?*

✦ Ele responde: *A vós, minha dama, para todo o sempre, o poder da lança e a sua proteção.*

✦ Erga o cálice de modo que a ponta da lança quase o toque.

✦ Ele pergunta: *A quem o Graal cura?*

✦ A resposta é: *A vós, meu Senhor, na alegria e na fertilidade.*

✦ Ele ergue a lança e, muito lentamente, toca primeiro o seu seio esquerdo, e em seguida o seu seio direito, o seu estômago e o seu ventre com a lâmina.

✦ Finalmente, ele mergulha lentamente a lança no vinho nove vezes e vocês dois entoam ritualmente as perguntas e respostas do Graal, de maneira alternada, antes de cada movimento; e, na nona vez, pronunciam, em uníssono, as perguntas e as respostas.

✦ Coloquem sobre a mesinha a taça com a lança ainda dentro dela.

✦ Façam amor, e, no momento do orgasmo, bradem pela última vez as perguntas e respostas do Graal.

✦ Deixem as velas queimarem até o fim enquanto permanecem deitados dentro do seu bosque prateado, apanhem maçãs nas árvores e as nozes ao redor delas, e, na verdadeira tradição mágica, absorvam a abundância da Mãe Terra, abençoando o relacionamento de vocês.

Magia Sexual para Necessidades e Desejos Específicos

Como eu disse no início do ritual acima, no momento do clímax do ato sagrado de fazer amor vocês poderão exclamar seus anseios, que serão carregados para o cosmos por ocasião da liberação das energias sexuais. Porém, vocês também poderão realizar um ritual sexual para satisfazer necessidades específicas. Sem ser moralista, em absoluto, eu acredito, com base no trabalho informal de aconselhamento que tenho realizado, que a magia sexual tende a enfrentar dificuldades quando o casal não tem um compromisso sério. Casais de bruxos muito experientes dizem que o seu leito é o templo mais poderoso que existe e é onde eles realizam os seus rituais, focalizando-os em objetivos especiais.

Se o sexo fizer parte de cerimônias ou em rituais, às vezes realizados espontaneamente, por um grupo de amigos que praticam magia *skyclad* ("vestidos de céu", isto é, sem roupa), as amizades poderão ficar tensas; ações realizadas na urgência e na espontaneidade de um encantamento, por mais nobre que seja o enfoque, podem levar à discórdia e a um profundo embaraço na fria luz do dia.

A magia sexual pode fazer parte do ato de fazer amor em vez de constituir um ritual à parte, até mesmo para desejos específicos: um casal, envolvido por um círculo de velas, canta ou focaliza em silêncio sua intenção mágica com intensidade e rapidez crescentes enquanto se empenha no sexo genital, chegando juntos ao clímax e trocando fluidos corporais, e enviando o seu desejo ao cosmos com um grito final.

Não existe desejo positivo que você não possa expressar; se você precisa de dinheiro para consertar o telhado ou para viajar num feriado, a magia sexual poderá ser uma poderosa maneira de focalizar e de liberar suas energias mágicas inatas de modo que elas possam ser amplificadas, unindo-se às forças da natureza e do cosmos. Nada há de errado em pedir recursos para financiar prazeres a dois, tais como os proporcionados por um feriado, um *trailer* ou um automóvel, de modo que é possível passar mais tempo juntos em circunstâncias prazerosas e por meio disso enriquecer o relacionamento. As antigas leis mágicas afirmam que podemos pedir "o suficiente para as nossas necessidades e um pouco mais"; é mais provável que seja concedido isso do que um prêmio na loteria ou luxo para sempre, coisas de que você poderia gostar, mas não precisar. A única condição é que, se o desejo for por aquisições materiais ou sucesso para você mesma, no dia seguinte você faça um gesto generoso ou de bondade para com outra pessoa que esteja precisando de ajuda.

Em algumas tradições, o casal começa o intercurso, e, na iminência da ejaculação, o homem utiliza o sêmen para impelir a intenção do ritual rumo ao cosmos, enquanto a mulher se deixa levar ao clímax e em seguida se junta ao seu parceiro para terminar o rito. No entanto, o intercâmbio de amor entre um homem e uma mulher parece-me o mais poderoso de todos, pois o esperma se move em direção ao óvulo, reunindo assim, simbólica e espiritualmente, almas gêmeas num só ser e desdobrando dimensões na magia.

Locais e Ocasiões para a Magia Sexual

Você pode praticar magia sexual em qualquer ocasião e eu já sugeri a Lua cheia ou qualquer ocasião durante o período crescente. As energias mais propícias à magia ocorrem nos festivais tradicionais do amor e da fertilidade, por exemplo depois do pôr-do-sol na véspera de Brigantia, em 31 de janeiro, quando você deverá fazer amor circundado por velas; à meia-noite da véspera de Primeiro de Maio, 30 de abril, se possível numa floresta ou local silvestre, perto do espinheiro-branco das fadas, mas não à sombra dele, no início do verão celta; ao pôr-do-sol do Mais Longo dos Dias, ou o Solstício do Verão, perto de algum antigo círculo de pedras ou de alguma pedra vertical; numa das últimas intersecções do ano, tal como a de Halloween, junto à lareira de sua casa; ou no Ano Novo mais moderno, talvez depois de ter praticado a adivinhação de amor ou algum dos velhos encantamentos de amor associados com essas noites mágicas.

Se isso for praticável, façam amor ao ar livre, talvez num jardim afastado ou com as janelas abertas para o céu. Dirijam-se para lugares altos, para montes tumulares onde a terra e o céu se unem naturalmente. Também façam amor nas florestas, se possível entre dois carvalhos, que, segundo as lendas, são portas de entrada para outras dimensões, e escutem os oráculos pronunciados pelas folhas murmurantes. Se puderem descobrir uma praia deserta, a ocasião da virada da maré é a mais poderosa de todas, seja ela uma maré oceânica ou a de um rio. No entanto, por mais longe do mar que vocês morem, poderão usar o mar ou o rio mais próximos como um marco; fazer amor na maré alta, mesmo que morem numa cidade, acompanhados pelo som das ondas, ligará vocês com esses fluxos poderosos.

☾

Preparando-se para a Magia Sexual

✦ Procurem passar a noite juntos, só vocês dois, talvez caminhando sobre colinas sombreadas de árvores ou por um jardim fragrante, e falem a respeito dos seus sonhos e dos seus planos conjuntos. Sejam especialmente gentis e amorosos. É importante que se criem apenas energias positivas, e, por isso, não discutam diferenças ou dúvidas antes de realizarem a magia sexual.

✦ Tomem um banho de ervas fragrantes e de óleos de amor e de paixão; acrescentem algumas gotas de sândalo ou de ylang-ylang à água do banho, ou uma rede com flores de alfazema ou com pétalas de rosa pendurada sob a torneira de água quente.

✦ Antes de fazerem amor, sentem-se tranqüilamente sob a luz das estrelas ou de velas, sem se tocar, mas respirando como se fossem uma só pessoa, e deixem seus corpos se juntarem harmoniosamente sem outro pensamento que não seja o amor e o compromisso um com o outro e os seus planos conjuntos.

✦ Queimem óleo ou incenso: olíbano para a nobreza no amor; nerol para o compromisso, pois Júpiter deu nerol a Juno por ocasião do seu casamento; patchuli para o amor sensual; alfazema ou rosa, se ocorreu uma discussão ou um pesar em sua vida; cedro ou pinho para manter afastada a negatividade de outras pessoas.

✦ Acendam um círculo de velas a uma distância segura da cama, usando ouro e prata para as energias solares e lunares, ou verde e cor-de-rosa para Vênus e o amor.

✦ Suavemente, expressem seus desejos e sonhos conjuntos, que vocês enviarão ao cosmos, e visualizem entre vocês a realização desses sonhos como uma imagem tridimensional no ar circundado por cores rodopiantes que sobem cada vez mais alto e se movimentam num vórtice à medida que a intensidade do sexo aumenta.

✦ No momento do clímax, exclamem nove vezes o seu desejo e em seguida gritem "Está livre", à medida que a energia dentro dos seus corpos for ressoando e reverberando para enviar o símbolo agora cheio de brilho e rodopiando tão depressa a ponto de se tornar um borrão. Imaginem seu desejo irrompendo livre e, como um fogo de artifício, formando uma cascata de estrelas douradas através do céu noturno, caindo sobre a terra como luzes coloridas.

✦ Passem algum tempo conversando tranqüilamente a respeito das suas esperanças e dos seus sonhos futuros; não se apressem para voltar ao mundo real.

✦ Se esse ritual visa a concepção de uma criança, você poderá ver luzes suaves pairando, mesmo que esta não seja a noite em que você conceba. Como mencionei anteriormente, alguns pais estão convencidos de que os bebês são almas antigas e sábias que os escolhem; por isso, abram o coração para o amor e poderão ser abençoados.

Magia para Aumentar a Paixão

Se o casal está junto há muitos anos, a paixão sexual dos primeiros dias inevitavelmente arrefeceu. Ao longo dos anos, à medida que as pressões externas aumentam e as tarefas corriqueiras ligadas ao ambiente doméstico e às atividades profissionais passam a consumir o tempo que o casal passava junto, exaurindo-o, o sexo poderá ser relegado a somente uma vez por semana ou por mês, ou até mesmo deixar de existir. Mulheres maduras vivem me perguntando, em meu programa de rádio, como restaurar a magia do início do relacionamento.

☾

Ritual do Leito de Amor

O seguinte ritual cria uma atmosfera mágica que intensifica a paixão.

✦ Numa noite em que você não será perturbada, acenda incenso de almíscar nos quatro cantos do seu quarto de dormir e, uma hora antes de ir para a cama, pegue uma vela feita de cera de abelhas modelada na forma de um casal abraçado. Tenho visto essas velas em muitas lojas e, diferentemente das vermelhas, a cera de abelhas não tem quaisquer conotações vodu.

✦ Sobre a figura do homem, grave com delicadeza as suas iniciais, e sobre a da mulher, as iniciais dele. Acaricie cada uma delas, uma por vez, da base até o centro e em seguida do topo até o centro, para a mulher, e no sentido contrário para o homem, utilizando um óleo para unção à base de almíscar ou, se preferir, óleo de oliva puro. Ao fazer isso, entoe, como um canto mesmérico:

A vela em luz resplandece,
A paixão cresce e floresce,
Cera escorre e cera desce,
Quando assim tudo entretece

Dois são um e está perfeito,
O encantamento está feito.

[*Candle glow,/Passion grow,/Wax flow,/Join so/Two are one,/The spell is done.*]

✦ Acenda a vela e, deixando-a num lugar seguro, prepare um banho com algumas gotas de óleo de ylang-ylang ou de jasmim e circundando a banheira com pequenas velas cor-de-rosa. Faça redemoinhos na água, no lugar onde a luz das velas incide sobre ela, repetindo o seu canto.

✦ Apague a vela com um sopro, enviando desejo para o seu companheiro.

✦ Vista algo solto e macio, em vez de algo explicitamente erótico, de modo que se sinta totalmente relaxada, e retorne ao quarto de dormir.

✦ Começando no lado norte da cama, espalhe um círculo completo de sal ao redor da cama, dizendo: *Chamo o meu amor com o poder da Terra.*

✦ A partir do lado leste da cama, descreva um círculo completo ao redor da cama com uma vareta de incenso de almíscar, começando no canto direito do quarto, dizendo: *Chamo o meu amor com o poder do Ar.*

✦ A partir do lado sul da cama, descreva um círculo completo ao redor da cama com uma vela branca virgem, fixada num castiçal de base larga, para que você não se queime; acenda essa vela com uma vela de acender, cuja chama foi acesa na vela masculino/feminina, dizendo: *Chamo o meu amor com o poder do Fogo.*

✦ Finalmente, começando no lado oeste, borrife ao redor da cama um círculo completo de água perfumada com pétalas de rosa ou com óleo essencial de rosa, dizendo: *Chamo o meu amor com o poder da Água.*

Esse ritual funciona igualmente bem para atiçar a paixão feminina. Se você não conseguir obter uma vela com o formato de um casal, use duas velas separadas feitas de cera de abelhas.

Sexualidade Sagrada na Tradição Oriental

O estudo da sexualidade sagrada na tradição oriental, seja por meio de práticas tântricas hinduístas ou do equilíbrio yang/yin dos orientais, é complexo e eu ofereço sugestões de leituras suplementares na página 240. Ambas as tradições consideram o corpo humano como um templo, e o ato de fazer amor ritualizado como uma união com processos cósmicos e divinos, uma maneira de transcender o tempo e o espaço e de retornar àquele estado indiferenciado de felicidade descrito no capítulo "Almas Gêmeas". Ambas utilizam as energias sexuais geradas pelo ato de fazer amor, mas contidas antes do clímax, para unir as energias feminina e masculina, à medida que a energia espiritual amplificada pelo poder espiritual sublimado aumenta e flui através de ambos os corpos, como se eles fossem um só.

O taoísmo, que se desenvolveu a partir do antigo tantrismo e, como o confucionismo, influenciou muito a prática do Sexo Sagrado oriental, advoga a retenção da essência sexual masculina que, diferentemente da feminina, é por ele considerada como finita, de modo que o homem não deve ejacular mais do que uma vez por mês. No entanto, alguns praticantes orientais modernos acreditam que, embora você deva adiar a ejaculação tanto quanto possível durante o ato de fazer amor, se vocês quiserem trocar fluidos corporais assim como espirituais, num clímax final, vocês poderão fazê-lo — isso aproximou mais essa sexualidade das práticas tântricas e tornou-a mais aceitável para casais que queiram melhorar seu relacionamento.

Sexualidade Oriental

A integração dos princípios yang e yin espirituais, as duas metades do Ch'i — as forças vitais divinas que segundo o taoísmo permeiam todas as coisas — na união das energias sexuais masculina e feminina, cria na tradição oriental aquilo que é chamado de a Flor de Ouro. Essa Flor de Ouro é um centro psicológico e espiritual que corresponde, em termos, a um *chakra* e no qual a semente sutil ou sêmen etérico fertiliza o óvulo superior ou espiritual, a fim de criar uma nova essência, da qual a concepção de uma criança é uma forma manifesta.

Nessa tradição, as energias sobem pelo canal *Posterior* ou *Governador* a partir do períneo, percorrendo a espinha e passando pelo pescoço e pela base do crânio, conhecida como *travesseiro de jade*, subindo para o topo da cabeça, *Pai H'ui*, e finalmente descendo pela testa até o ponto final, entre a base do nariz e o lábio superior, onde há uma reentrância. O segundo canal *Frontal* ou *Funcional* estende-se desde a ponta da língua até a garganta e continua descendo pela linha média do corpo até o umbigo. Se você tocar o céu da boca com a língua, num ponto que fica um centímetro atrás dos dentes da frente, onde o palato se curva para baixo, você localizará o lugar onde, segundo esse sistema, os canais posterior e frontal se unem.

Sexualidade Tântrica

No tantrismo, a energia sexual é utilizada para estimular a *kundalini*, a força da energia vital biológica do corpo. Essa força que reside na base da espinha, ou no *chakra* raiz, associada com a polaridade feminina da Shakti, ou energia da Deusa, que ativa Shiva, a força criativa do Céu, que ingressa no corpo através do *chakra* coronário, localizado no topo da cabeça. Essa energia Shakti terrestre (ou yin no sistema chinês) do *chakra* raiz é estimulada a ascender durante o ato de fazer amor, "cavalgando a onda da felicidade" para se fundir com a energia Shiva universal (ou o yang dos orientais). O casal que faz amor chega, então, a um orgasmo cósmico, por meio do acúmulo de contrações orgásmicas controladas; diz-se que, nesse momento, os seus eus etéricos ou espirituais deixam o corpo e se fundem no plano astral num estado ampliado de percepção espiritual e, por fim, recuperam por instantes o estado de felicidade indiferenciado, no qual o deus e a deusa, o masculino e o feminino, são um só. O sistema tântrico está ligado à teoria dos *chakras* ou centros de energia paranormal ao longo do corpo, sendo que os *chakras* raiz e coronário formam, respectivamente, a base e o topo das interconexões.

A Sexualidade Sagrada num Relacionamento

Essas explicações constituem uma introdução muito superficial a teorias que preencheriam centenas de páginas, e os especialistas em ambos os campos já chegaram a um profundo entendimento dessas concepções em suas vidas sexuais, bem como espirituais. Não obstante, em qualquer nível de entendimento, o amor sagrado é uma maneira de expressar a fusão das energias macrocósmicas masculinas/femininas do deus e da deusa no relacionamento humano microcósmico, e, de qualquer maneira que você conceba a mescla dessas energias espirituais, à medida que você e seu companheiro se unem fisicamente no amor, o resultado será o mesmo. As técnicas estão escritas nos seus genes e no seu coração; basta deixar que os seus instintos naturais os guiem.

Além do mais, qualquer casal pode, sem dúvida, aumentar lentamente a intensidade do êxtase sexual, evitando ao máximo o orgasmo, a fim de acumular energia não apenas para a execução da magia sexual, mas também para partilhar de um orgasmo cósmico que os levará a sentir a ligação entre vocês no plano espiritual.

A respiração profunda é o primeiro passo para controlar as energias sexuais de modo que elas circulem pelo corpo todo, antes que a ejaculação ou orgasmo aconteça.

O Prolongamento do Êxtase Sexual – Aprenda a Controlar o Orgasmo e a Ejaculação

Durante o sexo, em geral sabemos quando estamos prestes a chegar ao orgasmo. Um método de controle sugerido pelos praticantes do tantrismo consiste em permitir que uma ou duas contrações se acumulem e em seguida relaxar, respirando lentamente e olhando fixa e profundamente nos olhos do companheiro. Relaxe os músculos abdominais, em vez de mantê-los tensos, e repita muitas vezes esse processo, de modo que, à medida que avança lentamente em direção ao orgasmo, você consiga retroceder. Dessa maneira, o orgasmo é intensificado e prolongado, e permanece sob controle.

Pratique com o seu companheiro para aumentar cada vez mais esse controle; experimentem mudar um pouco de posição durante o contato sexual, para evitar os impulsos pélvicos involuntários que levam ao orgasmo, antes que vocês tenham conseguido a lenta intensidade necessária para chegar a um estado mais vibrante de êxtase emocional e espiritual, assim como físico.

Se vocês não conseguirem evitar o orgasmo ou ejaculação, glorifiquemnos; vocês não falharam, pois todo ato de amor verdadeiro proporciona união espiritual, e essa é uma técnica que pode levar meses para ser dominada e só pode ser aprendida por meio de uma prática prazerosa.

Uma das mais antigas técnicas taoístas para impedir a ejaculação, praticada durante quase 3.000 anos e que vocês podem combinar com métodos tântricos (essa técnica pode ser efetuada pelo homem ou pela mulher), consiste em pressionar, imediatamente antes do momento do clímax, um "gatilho físico" que controla a ejaculação. Bem na frente do ânus, no homem, há uma saliência. Empurre-a para cima usando a primeira articulação do dedo para que ela entre em contato com o músculo pubicoccígeo ou PC, parte de um grupo de músculos pélvicos que vão do osso pubiano masculino até o cóccix, nas costas. O músculo PC envolve a próstata, através da qual o sêmen passa antes da ejaculação. Ao mesmo tempo, ele faz contrair esses músculos pélvicos.

Esse procedimento pode impedir a ejaculação, mas não impedir a experiência do prazer sexual.

Com a prática, você poderá aos poucos prolongar o período em que sente o poder aumentando levemente, até chegar a ponto de sentir vinte minutos ou mais de prazer sexual, antes de chegar ao clímax ou ao arrefecimento do desejo. Alguns especialistas em tantrismo dizem que você precisa de quarenta minutos antes de atingir o estado de êxtase espiritual, mas outras pessoas alcançam esse estado muito mais depressa. Repousem se estiverem cansados.

Com o tempo, vocês também poderão aprender como guiar e como controlar automaticamente as sensações sexuais um do outro, o que os aproximará cada vez mais da total harmonia. Depois de aprender a controlar o prazer físico, vocês conseguirão sentir orgasmos sem contrações e poderão decidir se querem ou não continuar até a ejaculação. O processo final, uma suave descida de volta à terra, com corpo e espírito renovados, poderá ser tão satisfatório quanto um clímax ao vivo e em cores.

Para Praticar o Sexo Sagrado

Não tentem tornar sagrados todos os seus atos de fazer amor, mas reservem essa sacralidade para ocasiões especiais, em que não serão interrompidos, ou para aquelas ocasiões em que vocês precisem se sentir mais próximos um do outro, talvez devido às pressões externas sobre o relacionamento. Haverá muitas ocasiões em que não estarão dispostos a adiar o orgasmo ou impor uma estrutura sobre a paixão pura e espontânea. A sexualidade sagrada, tanto na disciplina oriental como na tântrica, faz parte de um complexo caminho para a espiritualidade, portanto, a não ser que você queira seguir esse caminho, adapte suas técnicas, usando-as apenas como uma maneira de explorar os níveis mais profundos do amor, no âmbito do seu relacionamento.

Procurem passar um tempo juntos, só vocês dois, antes de praticar o ato sagrado de fazer amor, e evitem discutir quaisquer problemas práticos ou assuntos polêmicos. Se estiverem em casa, liguem a secretária eletrônica do telefone e do aparelho de fax, por várias horas. Comam e bebam em pequena quantidade iguarias afrodisíacas: morangos, ostras, aspargo, ovos de codorna, tomates-cerejas. Façam uma massagem um no outro usando óleo essencial de alfazema, diluído na proporção de cinco gotas de óleo para cada 30 ml de um óleo de base, tal como um óleo de amêndoas doces. Aqueça suavemente o óleo sobre um recipiente de água quente. Façam suaves carícias circulares.

- Quando ambos estiverem estimulados, deitem-se ou fiquem de pé, de modo a não se tocarem, olhando-se profundamente nos olhos, enquanto começam a respirar lenta e suavemente. Em seguida, toquem-se levemente, continuando a manter intenso contato visual.

- Troquem energia, em primeiro lugar por meio da língua e em seguida por meio da região peitoral, à medida que as energias se avolumam.

- Transmitam amor ao companheiro por meio dos olhos e do contato de pele.

- O pênis pode agora penetrar na vagina com movimentos circulares lentos e profundos, e não com ímpeto, para fazer as energias circularem.

- Quando você sentir que está a ponto de sentir um clímax involuntário, comece a respirar lenta e profundamente, e utilize um dos métodos sugeridos para reduzir a intensidade. Poderá ajudar se o homem retirar temporariamente o pênis, de modo que apenas a ponta toque a vagina.

- A essa altura, a mulher se concentrará em estimular o próprio orgasmo incipiente, a partir da vagina e do clitóris, de modo a sentir a energia pulsante ao longo da espinha. Ela deverá visualizá-la percorrendo seu corpo, de modo que a onda de prazer se espalhe por todo o seu corpo.

- Ao mesmo tempo, o homem comprime os músculos anais e atrai a energia para cima, ao longo da espinha e até a cabeça, de modo que o desejo de ejacular diminua, mas que o prazer do orgasmo se espalhe por todo o seu corpo. A ereção pode diminuir, mas isso permitirá que o sangue circule pelo organismo, o que fará a ereção voltar e permitirá uma nova penetração para a onda seguinte de prazer.

- Prossigam com o lento processo de inspirar e expirar de modo que vocês possam voltar a coordenar os seus ciclos de energia, formando, por assim dizer, um único circuito corporal. Com esse intercâmbio de energias espirituais através da língua, dos seios, do coração, dos órgãos genitais (embora não por meio da ejaculação), de qualquer ponto de ligação, os seus corpos passarão a pulsar como se fossem um só, respirando como um só e fundindo-se de modo que a união física seja apenas uma etapa intermediária para um contato superior.

- Vocês poderão prosseguir e aumentar as ondas de prazer até que elas diminuam naturalmente, ou poderão decidir terminar num clímax físico.

- De início, essas tentativas de controlar o prazer podem parecer impedir a espiritualidade e a sexualidade espontânea, mas, com o tempo, tornar-se-ão naturais. Quando as fizerem, vocês descobrirão que poderão sentir não apenas nos momentos finais, mas durante toda a experiência, aquilo que é descrito como um estado "fora-do-corpo", no qual as cores são vívidas, as fragrâncias são ricas e vocês poderão ver a si mesmos cavalgando no mar, num barco de arco-íris, voando através de nuvens multicoloridas, mergulhando profundamente entre cardumes de peixes, num oceano azul-celeste, ou alcançando as estrelas, explorando juntos jardins repletos de flores em terras impregnadas de luz. Vocês poderão sentir não apenas uma intensa felicidade, mas também, gradualmente, uma fusão de emoções, numa sensação de unidade. Poderão sentir as batidas do coração do companheiro como se fossem as do seu próprio coração e então perder totalmente a consciência do seu corpo físico.

- Em seguida, deitem-se tranqüilamente, compartilhando esses preciosos momentos e descrevendo suas sensações em palavras.

APÊNDICE

Enciclopédia do Amor

Este Apêndice servirá como referência para muitas das coisas que você precisa saber a fim de criar sua própria magia do amor e da fertilidade. Ele está dividido em seções, e pode servir de base para o seu próprio almanaque. Algumas substâncias de importância-chave para a magia do amor estão listadas em mais de uma seção, mas o significado é sempre muito semelhante. Cada tabela representa algumas das associações e significados tradicionais associados com o amor, inclusive cristais, flores, incensos, ervas, óleos e árvores, de modo que vocês poderão criar os seus próprios rituais de amor. Também apresento os significados tradicionais das cores das velas, as ligações de amor astrológicas e as épocas que são especialmente mágicas para os encantamentos e os mantras.

Flores do Amor e da Fertilidade

Flor	Qualidade Mágica
Acácia	Emoções escondidas, segredos.
Açafrão	Flor dos jovens amantes, paciência no amor.
Alfazema	Flores de alfazema ou água de alfazema usadas por mulheres atraem o amor e evitam comportamento rude do parceiro. Se você colocar um raminho de alfazema debaixo do seu travesseiro e sussurrar um desejo, poderá sonhar com a realização desse desejo. Se isso acontecer, esse desejo se realizará.

Amor-perfeito	Afeto, pensamentos amorosos.
Boca-de-leão	Conservar segredos, reacender a chama de um amor perdido.
Bolota	Não é uma flor no sentido estrito, mas é utilizada em encantamentos de amor para trazer de volta um amante infiel ou ausente. Pegue uma bolota presa a um pequeno galho de carvalho, enrole-a num galhinho de freixo e coloque tudo debaixo do travesseiro, durante três noites, dizendo: *"Cúpula de bolota, vagem de freixo, meu verdadeiro amor, traga perfeito"* [Acorn cup and ashen key, bring my true love back to me.]
Calêndula	Para atrair o amor, para o amor entre casados, e também contra o ciúme.
Campainha	Fidelidade.
Cardamina	Fertilidade, atração de um novo amor.
Ciclame	Fertilidade, proteção, desejo, separações.
Dente-de-leão	Adivinhação, anseios, transmissor de amor. Sopre as sementes de um dente-de-leão maduro na direção de um amante para transportar até ele os seus pensamentos.
Ervilha-de-cheiro	Amizade, pureza, coragem.
Frésia	Para aumentar a confiança.
Gerânio	Fertilidade, amor suave, proteção.
Girassol	Paciência, amor não-correspondido.
Jacinto	Para superar oposições no amor.
Jasmim	Paixão, magia de amor lunar, sonhos proféticos.
Lilás	Felicidade doméstica.

Lírio	Pureza, usado para quebrar influências negativas no amor.
Lírio-do-vale	Medo de revelar o amor, devoção secreta.
Lótus	Mistério, revelação de segredos, sexualidade sagrada.
Magnólia	Fidelidade, idealismo, princípios fortes.
Margarida	Amor idealista, devoção. Dizem que é um talismã para todos os que são puros de coração e leais no amor. A raiz de margarida pode trazer de volta um amante ausente se for colocada sob o travesseiro à noite.
Mimosa	Amor sensual.
Miosótis	Fidelidade por um amante que partiu ou que está ausente, lembranças de amor, o passado.
Murta	Casamento, fidelidade.
Narciso	Vaidade, preocupação consigo mesmo.
Orquídea	Amor espiritual, graça, valor único. Dizem que queimar o pó da raiz dessa flor juntamente com óleo de almíscar aumenta a paixão sexual.
Papoula	Fertilidade, perdão no amor.
Pimpinela	Perdão.
Primavera	Novos começos, reconciliação.
Rosa	Todos os tipos de poderes paranormais associados ao amor, fim de discussões, adivinhação de amor. Você poderá plantar uma roseira numa data especial do relacionamento ou por ocasião do nascimento de um filho. Vermelha para um menino e branca para uma menina.
Urze	(Vermelha ou púrpura) — paixão; branca — lealdade no amor, sorte no amor.

Violeta	Branca — amor secreto; púrpura — amor puro e lealdade.

Incensos do Amor e da Fertilidade

Incenso	Qualidade mágica
Alecrim, regido pelo Sol	Amor e lembranças felizes, adivinhação de amor.
Alfazema, regida por Mercúrio	Amor e reconciliação.
Canela, regida pelo Sol	Aumenta a paixão.
Cedro, regido por Mercúrio	Eliminação de influências supérfluas e de pensamentos negativos.
Cravo, regido por Júpiter	Amor, repele a hostilidade.
Louro, regido pelo Sol	Cura da tristeza, proteção contra negatividade.
Mirra, regida pela Lua	Cura, paz e harmonia interior. Outro incenso mágico de purificação para encantamentos de amor.
Olíbano, regido pelo Sol	Coragem, alegria, força; bom para a mudança e para purificar instrumentos destinados à magia de amor.
Sálvia, regida por Júpiter	Sabedoria no amor e adivinhação de amor.
Samambaia, regida por Marte	Traz mudança e fertilidade.
Sândalo, regido pelo Sol	Amor espiritual e cura. Também usado para reavivar o amor físico e tratar a falta de desejo.
Sangue-de-dragão, regido por Marte	Potência masculina, magia de amor.

Zimbro, regido pelo Sol	Proteção, potência, fertilidade e purificação de antigos desgostos.

Óleos do Amor e da Fertilidade

Óleo	Qualidade mágica
Alecrim	Para despertar lembranças de um amor, para acender novamente a chama de um amor antigo; adivinhação.
Alfazema	Felicidade e amor gentil, paz/fim de discussões.
Camomila	Bondade no amor.
Gerânio	Atração, felicidade no amor.
Hortelã	Paixão, proteção contra influências e interferências críticas externas.
Jasmim	Magia de amor lunar, paixão.
Laranja	Casamento, fidelidade, fertilidade.
Limão	Para reavivar um amor enfraquecido.
Manjerona	Amor duradouro, eliminação da negatividade.
Nerol	Compromissos de longa data. Ofertado por Júpiter a Juno, em forma de flor de laranjeira, em seu casamento.
Olíbano	Magia de amor formal, magia sexual, magia de amor solar, potência masculina.
Patchuli	Amor sensual, alegria.
Pinho	Para expulsar a negatividade.
Rosa	Afeto, devoção, promessa de amor e felicidade; elimina preocupações com respeito a relacionamentos amorosos.

Sândalo	Amor espiritual, afrodisíaco.
Ylang-ylang	Para superar dúvidas a seu próprio respeito, aumentar a auto-estima, abrir a pessoa para o amor ou para a sensualidade.

Gravidez

Evite os seguintes óleos para uso pessoal durante a gravidez: angélica, cedro, estragão, funcho, manjericão, manjerona, mil-folhas, mirra, alecrim, sálvia, tomilho, zimbro.

Óleos Fototóxicos

Os seguintes óleos podem irritar a pele se forem expostos à luz. Convém usar cerca de metade da quantidade normal dos outros óleos: bergamota, gengibre, laranja, lima, limão e tangerina. Evite a luz solar direta durante seis horas após o uso.

Ervas do Amor e da Fertilidade

Na tabela a seguir, listei apenas as propriedades ligadas ao amor e/ou à fertilidade, embora as ervas possam ter muitos outros usos mágicos.

Erva	Qualidade mágica
Agáloque	Amor espiritual, superação de obstáculos.
Agárico	Fertilidade.
Alcaçuz	Paixão, fidelidade.
Alcaravia	Afrodisíaco, garante a fidelidade. Se estiver sozinha, você poderá atrair um novo amante.
Alecrim	O alecrim ou folha-dos-elfos é uma erva de paixão, de amor e de cura; bonequinhos recheados de alecrim atraem amantes e trazem a cura. Pode ser uma erva calmante nos períodos difíceis do rela-

	cionamento, encorajando a fidelidade e o perdão, trazendo lembranças de tempos mais felizes e esperança para o futuro.
Alfazema	Sonhos de amor, reconciliação, felicidade e paz.
Alho	Paixão, proteção contra a maledicência e o ciúme.
Aneto	Paixão, proteção contra rivais no amor.
Aquilégia	Coragem no amor, a erva do leão, recupera o amor perdido.
Arruda	Expulsa pesares e culpas ou ressentimentos supérfluos.
Avenca	Beleza, amor.
Bálsamo-de-gilead	Usado como amuleto do amor; bom para a adivinhação de amor e proteção amorosa.
Bardana	Proteção contra a negatividade, e para o amor e a magia sexual.
Baunilha	Amor duradouro e relacionamentos permanentes.
Canela	Paixão.
Capim-limão	Repele a malevolência, paixão.
Cavalinha	Repele a malevolência, fertilidade.
Cinco-folhas	Sonhos proféticos, especialmente a respeito do amor.
Coentro	Utilizado em sachês de amor; as sementes são acrescentadas ao vinho quente como afrodisíaco.
Cominho	Fidelidade.

Cravo-da-índia	Afrodisíaco natural, atraindo o amor e despertando sentimentos sexuais. Para aqueles que sofreram perda, os cravos oferecem consolo.
Cuscuta	Adivinhação de amor, nó mágico de amor.
Erva-cidreira	Ameniza discussões.
Erva-de-são-joão	Encantamentos de amor e de fertilidade, adivinhação de amor, felicidade. É uma das ervas do Solstício do Verão, sendo colhida na véspera desse Solstício.
Feto/giesta	Sonhos proféticos, fertilidade feminina.
Gatária	Para aumentar a beleza e felicidade em casa; amuleto para a fertilidade.
Gengibre	Paixão, potência masculina, para atrair um amante saudável.
Ginseng	Anseios de amor, beleza, paixão; aumenta a potência sexual. É usado com freqüência na magia sexual, como substituto para a raiz da mandrágora, que é difícil de se obter.
Hamamélis	Trata corações partidos e relacionamentos rompidos, cura as dores do amor não-correspondido ou infiel e oferece proteção contra todos os danos.
Hera	Fidelidade.
Hibisco	Paixão, amor, adivinhação.
Hortelã	Aumenta o desejo sexual, cura, expulsa a malevolência.
Labaça	Fertilidade.

Lunária	Magia lunar associada com as fases da Lua.
Malva	Coloque na sua janela malva, ela atrairá o seu amor.
Manjericão	Fidelidade; erva para atrair e conservar o amor. Borrifar manjericão pulverizado sobre um amante impedirá a infidelidade.
Manjerona	Consolo na tristeza.
Mil-folhas	Erva do amor duradouro, que, conforme se diz, mantém um casal unido durante, no mínimo, sete anos, e por isso é oferecido a recém-casados e usado em encantamentos de amor. Casais casados conservam a erva num sachê especial e a repõem pouco antes que o prazo de sete anos tenha se esgotado, ao longo de toda sua vida de casados — isso pode ser efetuado numa cerimônia de renovação. Outra alternativa seria pendurar uma guirlanda de mil-folhas desidratadas sobre o leito nupcial e trocar quando necessário.
Mimosa	Proteção no amor, sonhos proféticos de amor.
Onagra	Para encontrar um amor perdido e restaurar o equilíbrio num relacionamento.
Rosa	Romance, encantamento, aumenta os poderes paranormais, adivinhação de amor.
Salsa	Encoraja a fertilidade, o amor e a paixão; dizem que um amante que pica salsa corta o laço do seu amor; por isso,

	arranque-a e corte-a com as mãos para cozinhar.
Sálvia	Amor maduro, sabedoria no amor; adivinhação de amor.
Sanguinária	Liga amantes ou amigos; faz com que as promessas sejam cumpridas.
Tanásia	Concepção e gravidez.
Tomilho	Sonhos proféticos, adivinhação de amor, amor na terceira idade, coragem.
Trevo	Proteção, amor, fidelidade; para eliminar a negatividade.
Ulmária	Utilizada em encantamentos de amor e também para trazer alegria à vida em família, quando espalhada pela casa.
Verbena	Erva de fidelidade, pode ser trocada com um amigo ou amante como uma promessa de dizer a verdade em todas as ocasiões. Isso nem sempre é fácil de cumprir, mas, em última análise, é a única maneira de eliminar as suspeitas e as tentativas de terceiros para atrapalhar o amor.
Vetiver	Interrompe um ciclo de má sorte no amor, protege contra toda negatividade e impede que rivais roubem o parceiro.
Zimbro	Amor, aumento da potência masculina, impede que rivais roubem o parceiro.

Árvores do Amor e da Fertilidade

As árvores têm muitas energias a elas associadas, mas eu escolhi apenas aquelas cujas propriedades aplicam-se especificamente ao amor e à fertilidade.

Árvore	Qualidade mágica
Abacateiro	Desejo; para aumentar a beleza.
Amendoeira	Amor sem limites.
Aveleira	Fertilidade.
Azevinho	Rei do ano que finda; representa o homem casado.
Bananeira	Fertilidade, potência masculina.
Bétula	Novos inícios, magia lunar.
Cedro	Amantes fiéis.
Cerejeira	Novo amor.
Cipreste	Vida longa, cura e consolo na tristeza.
Coqueiro	Símbolo da fertilidade e da maternidade; a casca do coco representa o útero e o leite representa o fluxo da nova vida e das novas energias.
Espinheiro-branco	Potência masculina.
Figueira	Árvore da criatividade, da criação e da fertilidade.
Hera	Rainha do Rei do Azevinho; representa a fidelidade, o amor da mulher casada, relacionamentos, constância.
Laranjeira	Amor, abundância, casamento, fertilidade.
Macieira	Fertilidade, amor.
Nogueira	Fertilidade, concessão de desejos.
Oliveira	Paz e reconciliação, perdão, fertilidade.
Palmeira, Tamareira	Fertilidade, potência.

Pereira	Vida nova, saúde, mulheres e fertilidade.
Pessegueiro	Casamento e nascimento, abundância, felicidade, fertilidade.
Pinheiro	A árvore do Natal, e, por isso, uma árvore de nascimento, o retorno da luz e novos começos.
Salgueiro	Árvore lunar. Intuição, magia lunar, cura, realização dos desejos, compreensão das emoções das outras pessoas.
Tamarindeiro	Amor, especialmente o novo amor e a recuperação da confiança.
Videira	Renascimento e renovação, alegria, êxtase.
Visco	Conhecido pelos druidas como a panacéia (*all-healer*). Paz, amor e pureza, e também fertilidade e potência sexual.

Pedras Preciosas e Cristais do Amor

Eu fiz referências apenas às associações dos cristais com o amor, porém eles têm muitas propriedades mágicas e terapêuticas. Se carregar consigo ou usar como adorno qualquer um dos cristais desta lista, você terá sorte no amor. Carregue o seu cristal borrifando-o com água na qual você misturou alguns grãos de sal, passando-o pela fumaça de um incenso purificador, como o de mirra, ou pela chama de uma vela branca virgem. Para purificar o cristal ou recarregá-lo, coloque-o debaixo da água corrente e deixe secar à luz do Sol, ou deixe-o mergulhado em água de fonte durante dois ou três dias junto com um grande pedaço de ametista não-polida ou de quartzo rosa, certificando-se de que eles não se toquem.

Água-marinha É uma pedra de Afrodite e por isso é excelente para todas as formas de magia de amor relacionada com o mar, ou para qualquer magia onde o nome de Afrodite seja invocado. É uma pedra para a comunicação, para a autopercepção, para a confiança e para a felicidade e, por isso, é uma boa pedra para carregar consigo ou para usar como adorno, especialmente para falar a verdade em seu coração. Ela promove a tolerância em situações difíceis e, assim como o quartzo rosa, conforta aqueles que estão passando por grande aflição. Por essa razão é boa para amenizar discussões ou a tristeza ligada ao amor. Também chamada de pedra do casamento feliz, é um presente tradicional que o noivo oferece à noiva no dia do casamento.

Âmbar Essa resina de árvore petrificada pode ter até 50 milhões de anos e conter remanescentes de plantas, de insetos e até mesmo de lagartos. Devido à sua grande antigüidade e textura macia e quente, diz-se que o âmbar contém o poder de muitos sóis e por isso é capaz de absorver a negatividade e de proteger o usuário contra danos. Ela também ameniza a inflexibilidade emocional ou física, e por isso é boa para reconciliar grandes diferenças e brigas, e para o trabalho com almas gêmeas, especialmente se você sente que você e seu companheiro estiveram ligados numa vida passada. É uma pedra sagrada de amor e de fertilidade.

Ametista Pedra de São Valentim e, portanto, dos jovens namorados. Ametista era uma linda donzela que atraiu a incômoda atenção do jovem Baco, o Deus do vinho; Diana a salvou transformando-a numa brilhante pedra preciosa e daí em diante Baco aceitou os poderes de sobriedade da ametista e ela se tornou uma pedra da moderação contra excessos de todos os tipos.

Diamantes Os diamantes são pedras da sorte (com exceção dos muito grandes), simbolizando beleza, virtude, inocência e pureza. Desde tempos vitorianos, têm sido utilizados em anéis de noivado. Os diamantes encorajam a fidelidade no amor e aumentam a sexualidade e a fertilidade.

Esmeralda Devido à sua associação com Vênus, Deusa do amor, as esmeraldas foram, durante muitos séculos, usadas como adorno pelas mulheres para atrair um companheiro. Como pedra de Ísis em seu papel de Deusa Mãe, ela protege as mulheres grávidas quando usada sobre o coração. Ela abre o *chakra* do coração e estimula a harmonia, a paciência, o amor, os relacionamentos significativos, a fidelidade e a abundância. Como pedra do amor entre pessoas casadas, ela é também um bom presente por ocasião do nascimento do primeiro filho.

Granada Pedra da fertilidade, ela estimula a sexualidade e a paixão. Pedra preciosa da constância, ela, por isso, desempenha freqüentemente papel de símbolo entre aqueles que precisam passar algum tempo separados, e é também poderosa num anel de noivado, especialmente se o noivado for prolongado.

Jade O jade é uma pedra do amor gentil e, devido à sua ligação com a imortalidade no mundo oriental, está associado com vidas passadas e com o trabalho relacionado à alma gêmea. O jade proporciona equilíbrio emocional e altruísmo no amor, e ajuda os amantes a aceitar os defeitos um do outro. Os noivos costumam oferecer à amada borboletas de jade, por ocasião do noivado. Associado com a chuva, o jade é também um amuleto contra a esterilidade do homem e problemas de potência.

Madrepérola Formada pela lustrosa matéria perolada que há dentro da concha de ostra produtora de pérola, a madrepérola é um poderoso foco de fertilidade que se relaciona com todos os assuntos ligados à maternidade, especialmente se as duas metades da concha bivalve, uma delas contendo uma pérola perfeitamente esférica, forem colocadas abertas sobre o parapeito de uma janela, seja no período entre a Lua nova e a Lua cheia ou no que vai do início do ciclo menstrual até a ovulação. O útero da pérola é então fechado até o fim do ciclo; se você fizer amor nos dias que cercam a Lua cheia, o seu corpo voltará, dentro de alguns meses, a entrar em sintonia com os ritmos lunares que controlam a fertilidade.

Pérola Há duas explicações para a origem das pérolas. O mito chinês diz que a Lua cheia, certa vez, produziu tanto orvalho celeste — os sonhos e as lembranças que os homens despejaram sobre a Terra — que esse orvalho caiu no mar. As ostras vieram à superfície e abriram suas conchas. As gotas de orvalho caíram dentro delas e endureceram sob a forma de pérolas. Por isso as pérolas são, como eu mencionei ao falar a respeito da madrepérola, associadas com os ciclos lunares.

As pérolas fazem com que aqueles que as usem aceitem o amor e aumentem a sua beleza e radiância interiores. Também se acredita que foram criadas a partir do pranto de Frigga, a Deusa Mãe, que chorou pelo seu filho assassinado, Baldur, o Deus da luz ascendente, e por isso as pérolas mitigam as tristezas e a perda no amor. Porém, como absorvem pensamentos e emoções, as pérolas não devem ser passadas para outras pessoas depois que já foram usadas. Pedras sagradas para Ísis, alguns acreditam que as pérolas trazem muita alegria para as mulheres solteiras.

Quartzo Rosa O quartzo rosa, a pedra de Vênus em seus aspectos mais suaves, é a pedra do romance e do primeiro amor, promovendo o amor, a família e o afeto, trazendo o perdão, o fim das brigas, a harmonia emocional e a cura de mágoas, especialmente desgostos ocorridos na infância e que podem dificultar a confiança no amor.

Rubi Pedra preciosa do amor, o rubi abre o *chakra* cardíaco, fortalendo o coração físico e emocional, especialmente quando usado perto do coração. Ele intensifica todas as emoções, principalmente o amor e a paixão, o ciúme e a impaciência. É uma pedra da fertilidade e uma gema para se dar de presente ao cônjuge, pois é também uma pedra do amor maduro.

Safira Dizem que a safira só conserva a sua cor quando usada por aqueles que são verdadeiros no amor e, associada com a inocência no amor, é excelente como uma pedra de noivado. É também uma pedra de fidelidade, seja entre amigos ou entre amantes, e de castidade e de pureza de pensamentos. Uma vez que também está ligada com Apolo e com Salomão, como muitas pedras azuis, ela significa sabedoria, e por isso é uma jóia que amadurecerá com a pessoa que a possuir.

Selenita ou Pedra-da-lua Acredita-se que a pedra-da-lua absorva os poderes da Lua, passando a ter uma cor mais profunda e translúcida. Essa pedra é mais poderosa para a magia do amor no período que vai da Lua crescente até a Lua cheia. Quando a Lua míngua, a pedra-da-lua empalidece e fica menos poderosa.

A pedra-da-lua está associada com as mulheres, com o desenvolvimento das qualidades *anima* no homem e com poderes inconscientes. Ela cura problemas hormonais em ambos os sexos, assim como problemas menstruais e de fertilidade. Uma vez que se diz que os melhores casamentos começam na Lua cheia, as pedras-da-lua são um bom presente de casamento, que deve ser oferecido cerca de dez dias antes das núpcias, de modo que essas pedras estejam irradiando seu brilho máximo no dia do casamento. É também uma boa pedra para reunir amantes afastados se, num dia em que a Lua estiver em fase crescente, ela for virada três vezes em homenagem à antiga trindade de Osíris, Ísis e Hórus, seu filho.

Topázio Cleópatra se referia a essa pedra como a pedra de mel. O topázio é a pedra preciosa da sensualidade, usada na Idade Média sobre um bracelete de ouro no braço esquerdo, para afastar o mau-olhado ou como um símbolo do amor sem fim; quem a usasse teria a promessa de fidelidade da pessoa que a estivesse presenteando.

Turquesa Conhecida como uma pedra de poder masculino na América Central porque só podia ser usada por guerreiros, a turquesa é considerada uma pedra do Céu, uma manifestação da Fonte da Criação, e é portanto uma pedra de virilidade e de potência. É também uma pedra do amor entre pessoas casadas e acreditava-se que mudava de cor se o companheiro fosse infiel.

Variscita Pedra de harmonia, é boa para vencer a impotência e problemas com o sistema reprodutor masculino, especialmente os problemas causados por *stress*. Acredita-se que essa pedra protege crianças ainda não-nascidas.

Astrologia do Amor

Associações Astrológicas com Velas

Cada signo solar é representado por uma vela de uma determinada cor ou cores. Há muita discordância com relação a essas associações, e por isso eu apresento as mais comuns, com as quais a maioria das pessoas concorda. À medida que conhecer mais o assunto, você poderá utilizar estas ou outras cores mencionadas em outras fontes, ou escolher a sua cor especial, sua favorita, para servir como a sua vela zodiacal. A vela colorida do signo poderá ser acesa em rituais para representar a você mesma ou a um amante nascido sob esse signo. Escreva na vela o signo apropriado para a magia do amor ou da fertilidade, ou acrescente os signos zodiacais de vocês dois a qualquer vela geral em uso, talvez os unindo em amor. Use também as velas zodiacais para acrescentar força ao seu encantamento, por exemplo uma vela de Leão se você precisa ser corajosa devido a uma oposição ao seu amor. Quando utilizada dessa maneira, as velas zodiacais são sempre mais poderosas durante os seus próprios períodos.

♈ **Aries**, o Carneiro (21 de março a 20 de abril): Vermelho. Signo do Fogo, cardeal (iniciante), para todos os assuntos relativos ao eu e à identidade, para rituais de potência e de ação.

♉ **Taurus**, o Touro (21 de abril a 21 de maio): Cor-de-rosa. Signo da Terra, fixo (estável), para rituais relativos a assuntos materiais e a segurança no amor; também para a paciência e para a cautela, se o caminho à frente parece arriscado.

♊ **Gemini**, Gêmeos (22 de maio a 21 de junho): Cinzento pálido ou amarelo. Signo de Ar, mutável (adaptável), para encantamentos de amor relativos à comunicação, a escolhas, à adaptabilidade e ao trabalho com a alma gêmea.

♋ **Cancer**, o Caranguejo (22 de junho a 22 de julho): Prateado. Signo de Água, cardeal, para encantamentos relativos ao lar e à família, tais como estabelecer um lar ou iniciar uma família, e também para a fertilidade e o compromisso permanente, e o amor gentil e a amizade; e também em questões em que houver crianças envolvidas.

♌ **Leo**, o Leão (23 de julho a 23 de agosto): Dourado. Signo do Fogo, fixo, para rituais de coragem e de potência masculina, de prazeres sensuais e de casos amorosos. Magia sexual.

♍ **Virgo**, a Virgem (24 de agosto a 22 de setembro): Verde. Signo da Terra, mutável, para encantamentos destinados a curar situações embaraçosas, para o amor e a pureza perfeitos e ideais, e para dar um destino a um compromisso de amor não-resolvido, especialmente se um dos companheiros já estiver envolvido com outra pessoa.

♎ **Libra**, a Balança (23 de setembro a 23 de outubro): Azul. Signo do Ar, cardeal, para rituais relativos a necessidades e prioridades no relacionamento, para a harmonia e a reconciliação.

♏ **Scorpio**, o Escorpião (24 de outubro a 22 de novembro): Vermelho-borgonha. Signo da Água, fixo, para a paixão e o sexo, segredos, adivinhação amorosa e para expulsar rivais.

♐ **Sagittarius**, Sagitário (23 de novembro a 21 de dezembro): Cor laranja. Signo do Fogo, mutável, para o otimismo, para relacionamentos de longa distância, para mudanças de casa e para atrair um amante específico. Fertilidade e potência.

♑ **Capricornius**, Capricórnio (22 de dezembro a 20 de janeiro): Marrom ou negro. Signo da Terra, cardeal, para a fidelidade e o apoio prático no amor, compromissos permanentes e relacionamentos convencionais, perseverança em meio a dificuldades e para superar obstáculos legais à união.

♒ **Aquarius**, Aquário (21 de janeiro a 18 de fevereiro): Anil. Signo do Ar, fixo, para se livrar de chantagem emocional, compromissos passageiros, flertes e casamento entre mentes.

♓ **Pisces**, Peixes (19 de fevereiro a 20 de março): Branco. Signo da Água, mutável, para ligações intuitivas e telepáticas, e empatia entre amantes, conflitos de interesses num relacionamento, adivinhação de amor, sonhos de amor.

Compatibilidade Astrológica no Amor

Signo	Compatível com	Menos harmonioso com	Tempestuoso com
Aries, Cardeal Fogo	Aries, Taurus, Gemini, Leo, Sagittarius, Aquarius, Pisces	Cancer, Libra, seu signo oposto, e Capricornius	Virgo e Scorpio
Taurus, Fixo Terra	Taurus, Gemini, Cancer, Virgo, Capricornius, Pisces, Aries	Leo, Scorpio, seu signo oposto, e Aquarius	Libra e Sagittarius
Gemini, Mutável Ar	Gemini, Cancer, Leo, Libra, Aquarius, Aries, Taurus	Virgo, Sagittarius, seu signo oposto, e Pisces	Scorpio e Capricornius
Cancer, Cardeal Água	Cancer, Leo, Virgo, Scorpio, Pisces, Taurus, Gemini	Libra, Capricornius, seu signo oposto, e Aries	Sagittarius e Aquarius
Leo, Fixo Fogo	Leo, Virgo, Libra, Sagittarius, Aries, Gemini, Cancer	Scorpio, Aquarius, seu signo oposto, e Taurus	Capricornius e Pisces
Virgo, Mutável Terra	Virgo, Libra, Scorpio, Taurus, Capricornius, Cancer, Leo	Sagittarius, Pisces, seu signo oposto, e Gemini	Aquarius e Aries
Libra, Cardeal Ar	Libra, Scorpio, Sagittarius, Aquarius, Gemini, Leo, Virgo	Capricornius, Aries, seu signo oposto, e Cancer	Pisces e Taurus

Scorpio, **Fixo** **Água**	Scorpio, Sagittarius, Capricornius, Pisces, Cancer, Virgo, Libra	Aquarius, Taurus, seu signo oposto, e Leo	Aries e Gemini
Sagittarius, **Mutável** **Fogo**	Sagittarius, Leo, Capricornius, Aries, Aquarius, Libra, Scorpio	Pisces, Gemini, seu signo oposto, e Virgo	Taurus e Cancer
Capricornius, **Cardeal** **Terra**	Capricornius, Virgo, Aquarius, Pisces, Taurus, Scorpio, Sagittarius	Aries, Cancer, seu signo oposto, e Libra	Gemini e Leo
Aquarius, **Fixo** **Ar**	Aquarius, Pisces, Aries, Gemini, Libra, Sagittarius, Capricornius	Taurus, Leo, seu signo oposto, e Scorpio	Cancer e Virgo
Pisces, **Mutável** **Água**	Pisces, Aries, Taurus, Cancer, Scorpio, Capricornius, Aquarius	Gemini, Virgo, seu signo oposto, e Sagittarius	Leo e Libra

Realização de Rituais Mágicos

Os Dias da Semana e suas Associações Planetárias

Sexta-feira é o dia de Vênus e o das Deusas Mães, e por isso é freqüentemente utilizada para encantamentos de amor e de fertilidade. No entanto, cada dia tem suas próprias energias, que podem acrescentar diferentes forças aos seus encantamentos de amor e de fertilidade. Cada dia da semana está associado com um dos sete planetas originais visíveis a olho nu. Uma vez que cada planeta está associado com as qualidades da divindade clássica cujo nome ele ostenta, cada dia está focalizado numa área específica de necessidade. Essas associações planetárias também se aplicam às horas mágicas listadas na seção seguinte. Você poderá entalhar os símbolos planetários em velas ou desenhá-los em encantamentos para realizar desejos relacionados ao amor.

O Sol

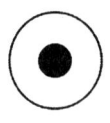

Domingo, o dia do Sol, está relacionado com novos começos no amor, com um repentino surto de energia para desobstruir e esclarecer uma situação estagnada, com a alegria, com a potência masculina e com quaisquer encantamentos solares.

A Lua

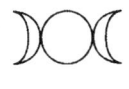

Segunda-feira, o dia da Lua, está relacionado com a necessidade de se fazer uma escolha, principalmente nas situações em que não há indicadores nítidos à nossa frente; com a adivinhação de amor; com as emoções; com a magia sexual envolvendo os mares; com quaisquer encantamentos lunares e com a fertilidade das mulheres, com os animais e com as crianças.

Marte

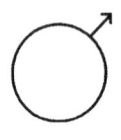

Terça-feira, o dia de Marte, está relacionado com a situação de enfrentar oposição no amor, com a paixão e a sexualidade, a magia sexual, a potência masculina e a virilidade, e com a expulsão da negatividade.

Mercúrio

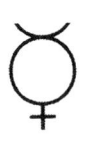

Quarta-feira, o dia de Mercúrio, está relacionado com a comunicação no amor, com o afastamento de rivais no amor e de trapaças amorosas, com a eliminação do ciúme e com os relacionamentos em que os companheiros passaram um certo tempo separados.

Júpiter

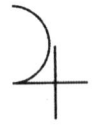

Quinta-feira, o dia de Júpiter, está relacionado com o casamento e com os compromissos formais no amor, com assuntos de família que afetam o amor, com a fidelidade, com o amor idealista e cortês, e também com a sexualidade sagrada.

Vênus

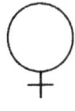

Sexta-feira, o dia de Vênus, está relacionado com o poder de atrair o amor, com o romance, com a beleza física, com a sexualidade feminina, com os amores jovens, com o apaziguamento de brigas e com as almas gêmeas.

Saturno

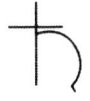

♄ **Sábado**, o dia de Saturno, está relacionado com o amor maduro, com o fim do amor, com a expulsão de velhas aflições, com o reacender de amores antigos e com a paciência no amor.

As Horas Planetárias

A hora de Vênus pode, naturalmente, ser utilizada para toda magia de amor, como também a hora da Lua, mas as outras horas podem enfatizar, num ritual, uma necessidade mais premente do relacionamento. Por exemplo, a hora de Júpiter deverá ser usada se a pessoa estiver querendo casar. Muitos praticantes só levam em consideração as horas planetárias em rituais muito formais ou quando o assunto é de grande importância.

- Os períodos mágicos não são horas exatas que vão do nascer do Sol, às 6 horas da manhã, até o pôr-do-sol, às 6 horas da tarde, mas são calculadas a partir da hora em que de fato o Sol nasceu, o que varia diariamente (e que você poderá encontrar num jornal), até a hora real do pôr-do-sol.

- O período é dividido em doze partes, para se obter as horas diurnas, e, desse modo, no verão, cada uma dessas partes terá mais de uma hora e, no inverno, elas terão menos de uma hora. A única exceção são os equinócios, quando os dias são iguais às noites.

- O intervalo de tempo que vai do pôr-do-sol até o nascer do Sol corresponde às horas noturnas — mais uma vez, elas não terão exatamente sessenta minutos, mas variarão de acordo com a época do ano.

- Cada um desses períodos do dia e da noite é governado por um planeta, de acordo com o dia da semana no qual ele cai.

Do nascer do Sol ao pôr-do-sol
Adicione as horas e os minutos desde o nascer do Sol ao pôr-do-sol e divida o total por doze para obter os períodos de cada dia. Se quiser, você poderá calcular uma semana ou um mês à frente usando a tabela a seguir — lembre-se de levar em consideração as variações locais e regionais. O período da primeira hora de cada dia, aquela que começa na hora do nascer do Sol, é governado pelo planeta do seu dia. Como você verá, a ordem planetária tem um padrão regular.

Hora	Dom	Seg	Ter	Qua	Qui	Sex	Sáb
1	Sol	Lua	Marte	Mercúrio	Júpiter	Vênus	Saturno
2	Vênus	Saturno	Sol	Lua	Marte	Mercúrio	Júpiter
3	Mercúrio	Júpiter	Vênus	Saturno	Sol	Lua	Marte
4	Lua	Marte	Mercúrio	Júpiter	Vênus	Saturno	Sol
5	Saturno	Sol	Lua	Marte	Mercúrio	Júpiter	Vênus
6	Júpiter	Vênus	Saturno	Sol	Lua	Marte	Mercúrio
7	Marte	Mercúrio	Júpiter	Vênus	Saturno	Sol	Lua
8	Sol	Lua	Marte	Mercúrio	Júpiter	Vênus	Saturno
9	Vênus	Saturno	Sol	Lua	Marte	Mercúrio	Júpiter
10	Mercúrio	Júpiter	Vênus	Saturno	Sol	Lua	Marte
11	Lua	Marte	Mercúrio	Júpiter	Vênus	Saturno	Sol
12	Saturno	Sol	Lua	Marte	Mercúrio	Júpiter	Vênus

Do pôr-do-sol ao nascer do Sol

Adicione as horas e os minutos desde o pôr-do-sol até o nascer do Sol e divida o total por doze para obter os períodos para cada dia.

Hora	Dom	Seg	Ter	Qua	Qui	Sex	Sáb
1	Júpiter	Vênus	Saturno	Sol	Lua	Marte	Mercúrio
2	Marte	Mercúrio	Júpiter	Vênus	Saturno	Sol	Lua
3	Sol	Lua	Marte	Mercúrio	Júpiter	Vênus	Saturno
4	Vênus	Saturno	Sol	Lua	Marte	Mercúrio	Júpiter
5	Mercúrio	Júpiter	Vênus	Saturno	Sol	Lua	Marte
6	Lua	Marte	Mercúrio	Júpiter	Vênus	Saturno	Sol
7	Saturno	Sol	Lua	Marte	Mercúrio	Júpiter	Vênus
8	Júpiter	Vênus	Saturno	Sol	Lua	Marte	Mercúrio
9	Marte	Mercúrio	Júpiter	Vênus	Saturno	Sol	Lua
10	Sol	Lua	Marte	Mercúrio	Júpiter	Vênus	Saturno
11	Vênus	Saturno	Sol	Lua	Marte	Mercúrio	Júpiter
12	Mercúrio	Júpiter	Vênus	Saturno	Sol	Lua	Marte

Cores das Velas para Necessidades Específicas na Magia de Amor

Embora velas de cor verde e de cor rosa estejam tradicionalmente associadas com o amor, e a vermelha e a laranja com a fertilidade, velas de outras cores poderão adicionar diferentes forças ao seu trabalho.

Branca Velas brancas podem ser usadas para um novo começo no amor, para atrair um novo amor, para um noivado ou para um firme compromisso sério, ou para dar mais impulso a um encantamento. Elas também podem proporcionar uma luz protetora ao encantamento. Assim como a cor prateada, o branco está associado com as energias femininas, com os rituais lunares e com a Deusa, especialmente com a Lua, e por isso essa vela é particularmente poderosa nas segundas-feiras. No entanto, velas brancas podem ser acesas em qualquer dia.

Dourada O dourado está associado com as energias masculinas, com o Deus supremo em todas as formas, e é mais poderoso nos domingos. O dourado é a cor do Sol e por isso pode ser utilizado na magia sexual para a potência masculina ou para a virilidade, para a sexualidade sagrada, e para trazer riquezas emocionais e nobreza a um relacionamento.

Prateada O prateado é a cor da Lua e das Deusas da Lua, tanto Mães como Virgens, a Ísis egípcia, a grega Ártemis e a romana Diana, e é poderosa em todas as formas de adivinhação do amor, em particular na adivinhação com velas, nos rituais de fertilidade feminina, nos sonhos e nas visões de amor e para toda a magia de amor e de fertilidade associada com as várias fases da Lua. O melhor dia para os rituais com velas prateadas é segunda-feira.

Vermelha O vermelho é a cor da paixão sexual, da virilidade e da potência masculina; velas vermelhas aumentam a força vital e por isso ajudam na concepção. Elas podem ser utilizadas para assuntos de sobrevivência, para a saúde e energia físicas, e também para se romper um relacionamento destrutivo. Portanto, é uma vela muito poderosa que deveria ser acesa apenas para propósitos dignos e com uma atitude mental positiva. Convém usá-la na terça-feira.

Laranja O laranja é outra cor solar, uma cor de fertilidade, tanto física como mental, de auto-estima e de confiança, de abundância de todos os tipos, e para manter ou restabelecer a própria identidade depois de um caso de amor destrutivo. Acima de tudo, rituais com vela laranja destinam-se à alegria, e o melhor dia para realizá-los é o domingo.

Amarela O amarelo destina-se à comunicação e pode ser utilizado para impedir ou para corrigir desentendimentos ou palavras destituídas de sabedoria. É uma cor de potência masculina, mas também pode ser utilizada para evitar ou minimizar o ciúme ou rivais no amor. Os rituais com vela amarela são mais poderosos nas quartas-feiras.

Verde O verde é a cor de Vênus, Deusa do amor, e está associado com rituais com velas para o amor e para todos os assuntos de emoção, de simpatia e de empatia. É também a cor da Mãe Terra e da Deusa Mãe, e assim, é especialmente boa para rituais que envolvam flores, árvores ou ervas, para o crescimento do amor e para a sorte no amor. Ritos com velas verdes funcionam melhor nas sextas-feiras.

Azul O azul é a cor da cura e a cor do amor fiel, do casamento, dos compromissos permanentes e do idealismo no amor. Ele também ajuda nas situações em que a verdade é um objetivo, e para expressar sentimentos verdadeiros, para declarar amor e para acalmar a raiva. É outra cor relacionada com a potência masculina. O azul é utilizado de maneira mais eficiente nas quintas-feiras.

Púrpura A púrpura é a cor do amor espiritual e do trabalho paranormal. Por isso, velas dessa cor podem ser usadas para a adivinhação de amor e para rituais de vidas passadas ou com a alma gêmea, para o sexo sagrado e a magia sexual, para segredos de amor, para curar a tristeza e para expulsar o que pertence ao passado mas ainda assombra o presente. A cor púrpura também é mais eficaz se usada nas quintas-feiras.

Cor-de-rosa O cor-de-rosa está associado com os aspectos mais suaves de Vênus, e por isso os rituais com velas cor-de-rosa são excelentes para fomentar o amor e a confiança, para o romance, para o afeto e para a amizade, para a cura de ressentimentos e para acabar com discussões; elas ajudam a atrair novos amigos e amantes. As velas cor-de-rosa utilizadas nas sextas-feiras são as que propiciam um resultado melhor.

Marrom As velas marrons não precisam ter uma aparência feia e, como um campo arado ao sol de outono, podem variar de um castanho amarelado a uma rica cor ferrugem ou a um profundo marrom dourado. O marrom vem sob os auspícios de Saturno, o Velho Pai Tempo, o Deus do destino e da passagem do tempo. O marrom pode ser utilizado em rituais para um caso de amor mais prolongado, após um divórcio ou um luto e para a felicidade no lar. Sendo outra cor da Mãe Terra, as velas marrons podem atuar como alicerce, equilíbrio e proteção, dando base ao amor e ajudando nas situações em que o dinheiro ou a segurança financeira constituem uma questão vital. Acima de tudo, o marrom é uma cor nutritiva e é o enfoque natural de assuntos ligados à maternidade, de instintos e da aceitação dos defeitos e das fraquezas das outras pessoas. Os melhores dias para se realizar rituais com velas marrons são os sábados.

Cinza Velas cinzentas são usadas em todos os encantamentos para criar uma aura de invisibilidade antes de penetrar numa situação de risco ou de confronto e para evitar conflitos em potencial. O cinza é também a cor ideal para garantir o cumprimento de compromissos, para eliminar sentimentos negativos e para manter um amor em segredo. Rituais com velas cinzentas podem ser realizados em qualquer dia.

Preto Muitas pessoas não gostam de usar velas pretas devido à sua associação com a magia negra, e por isso você poderá substituí-las por velas de cor azul-marinho, púrpura-escura ou marrom. No entanto, as velas pretas são poderosas na magia para expulsar o amor, para deixar para trás velhas mágoas e relacionamentos destrutivos ou desgastados, para o reconhecimento do pesar e para rituais de despedida. Num sentido positivo, o preto é, como o marrom, a cor da aceitação, seja de uma regra ou a das fragilidades das pessoas ou de si mesmo. É também uma vela que facilita o perdão e o desapego. O preto é outra cor associada à terra. O melhor dia para se usar velas pretas é o sábado.

Costumes Relacionados ao Casamento

- A noiva não deve se olhar no espelho vestindo seu traje completo de núpcias, e sim deixar de fora um item do vestuário, por exemplo uma luva, de modo que não se reflita nele como uma mulher casada antes de realmente vir a sê-lo, o que irritaria espíritos ciumentos que estivessem de passagem.

- Véus de noiva amarelos eram usados nos tempos romanos e, tanto no Oriente como no Ocidente, exigia-se que a noiva conservasse o rosto coberto até o casamento. Esse costume de ocultar o rosto servia originalmente para evitar que influências malévolas pusessem mau-olhado sobre ela antes da cerimônia.

- Na tradição romana, exigiam-se dez testemunhas — cinco donzelas e cinco "padrinhos" — usando trajes idênticos aos do noivo e da noiva, para que os espíritos malévolos, que ficavam pairando a uma certa distância em todas as celebrações, não soubessem quais deles eram os noivos.

- Em tempos anglo-saxônicos, os padrinhos do noivo conduziam a noiva até a igreja, e a madrinha da noiva e as damas de honra acompanhavam o noivo.

- Se a noiva ouvir o canto de um pássaro ao acordar, seu casamento estará livre de brigas.

- Se uma aranha caminhar sobre o vestido de noiva, o casal será próspero.

- O buquê da noiva serve também como um símbolo de prosperidade e era composto originalmente por espigas de milho para aumentar a fertilidade. O uso de flores de laranjeira é um costume árabe, e representa a castidade e a pureza.

- Os confetes que hoje se atiram sobre a noiva eram originalmente grãos de trigo ou de arroz, de modo que quando a plantação crescesse, ela já estaria com filhos. Em algumas culturas, tais como a da Roma Antiga e da França dos dias de hoje, nozes são atiradas sobre a noiva pela mesma razão. Uma noiva reúne em seu seio tantas nozes quantas forem os filhos que ela queira ter.

- Originalmente, uma liga era atirada pela noiva para fora da igreja. Atirar o buquê serve para o mesmo propósito, ou seja, transferir a bênção do casamento. Para aquelas que não pegavam o buquê, subir de costas por uma escadaria comendo um pedaço do bolo de casamento e dormir com os farelos sob o travesseiro garantiria sonhos em que a identidade de seus noivos seria revelada.

- "Algo novo, algo velho, algo emprestado, algo azul-anil" [*Something old, something new, something borrowed, something blue*] é uma antiga tradição de casamento. O algo "velho" era tradicionalmente uma liga ou um lenço de uma mulher casada e feliz, de modo que a sua felicidade fosse transferida para a noiva. Algo "novo" era o próprio vestido de casamento. Algo "emprestado" era uma barra de ouro para simbolizar a felicidade futura, sendo também um símbolo do Sol. "Azul-Anil" era com freqüência uma fita azul que representava o poder da Lua para realizar os sonhos.

- Em muitas culturas, a peça central do banquete de casamento é o bolo de casamento. Esses bolos remontam aos tempos romanos, quando o casal comia um bolo feito de farinha, água e sal para garantir que nunca enfrentaria a pobreza. Aos poucos, os bolos foram ficando mais ricos, embora a ornamentação fosse acrescentada apenas no século XVII. O recheio do bolo indica as coisas boas da vida, como acontece com o bolo de Natal — recheado com as frutas, os grãos e as especiarias da terra. A noiva corta o bolo para assegurar a sua fertilidade. Todos devem comer uma fatia para fortalecer a magia da fertilidade, e outras fatias são oferecidas aos amigos ausentes. Uma garota solteira deve passar três vezes uma migalha do seu pedaço de bolo através de uma aliança antes de colocar essa migalha debaixo do travesseiro. Ela então sonhará com o futuro marido. A noiva deveria conservar um pedaço do bolo para garantir que o marido fosse fiel, e uma das camadas do bolo costumava ser guardada para o batizado do primeiro filho.

- Em tempos mais antigos, o prato do bolo era quebrado sobre a cabeça da noiva por ocasião do casamento como símbolo da autoridade do marido. Dizia-se que o número de fragmentos grandes indicava o número de filhos que eles viriam a ter.

- Atirar sapatos no carro dos recém-casados ou nele amarrar sapatos remonta à transferência de autoridade do pai para o noivo, e também representa a responsabilidade de manter a noiva calçada. Freqüentemente, a noiva era golpeada de leve na cabeça com o sapato.

- Correr atrás do carro nupcial é um costume que vem dos tempos anglo-saxônicos, quando os homens da tribo sumiam com a noiva para não precisar pagar o dote e eram perseguidos pelos homens do clã a que ela pertencia. A noiva permanecia escondida durante um mês ou ciclo lunar — a lua-de-mel, assim chamada porque o hidromel, um afrodisíaco, era bebido diariamente para tornar a noiva fértil, uma vez que as abelhas eram associadas à Deusa Mãe.

- As alianças de noivado e de casamento são usadas desde cerca de dez mil anos atrás. Uma lenda diz que Caim, filho de Adão, deu a primeira aliança de casamento à sua mulher. Os romanos tinham alianças de casamento, como também os antigos egípcios e os gregos. O anel de noivado era um aviso de que a mulher estava prometida, no caso de seu amado ir para a guerra, e servia para evitar as investidas sexuais dos outros guerreiros. Ela era colocada no dedo que, conforme se acreditava, estava ligado ao coração por meio de uma artéria, mas, originalmente, esses anéis eram usados no polegar e, às vezes, presos a um cordão, se o marido tivesse comprado a esposa. Anéis de noivado de diamante só começaram a ser usados na época vitoriana; antes disso, essas alianças eram com freqüência de ágata.

- Beijar-se na igreja — nos tempos antigos, os noivos faziam amor logo após a cerimônia, tendo como testemunha a família e os amigos, para assegurar que o noivo cumpriria com a sua obrigação e que quaisquer herdeiros seriam legítimos.

- O discurso do pai ou do padrinho era originalmente feito pelo bufão, mais uma vez para que a atenção dos deuses se desviasse dos noivos.

Aniversários de Casamento

Numa certa época, cada aniversário representava um material diferente, com freqüência coisas de que o casal de recém-casados precisaria ou, como no caso das frutas e flores do quarto aniversário, que representassem o aumento da família. Atualmente, o costume foi reduzido a um ou dois aniversários, tais como as bodas de prata e de ouro.

Não obstante, o reconhecimento tradicional de aniversários a intervalos regulares, por aqueles que compareceram ao casamento, pode proporcionar um enfoque não apenas para o casal, mas também para as energias e as intenções amorosas de todas as pessoas presentes no aniversário. Os presentes não precisam ser caros. Até mesmo as bodas de ouro podiam ser marcadas por flores ou por presentes dourados enrolados em papel dourado. Velas podiam ser acesas e o casal, bem como as outras pessoas presentes, faziam pedidos ou promessas para o futuro, ao acender essas velas. Os casais que moram juntos por muitos anos também podem celebrar aniversários que comemorem esse tempo de vida juntos. As datas de aniversário de importância-chave compreendem as seguintes bodas:

Primeira Algodão
Segunda Papel
Terceira Couro
Quarta Frutas e flores
Quinta Madeira
Sexta Ferro
Sétima Lã
Oitava Bronze
Nona Cerâmica
Décima Estanho
Décima primeira Aço
Décima segunda Seda
Décima terceira Fita
Décima quarta Marfim
Décima quinta Cristal
Vigésima Porcelana
Vigésima quinta Prata
Trigésima Pérola
Trigésima quinta Coral
Quadragésima Rubi
Quadragésima quinta Safira
Qüinquagésima Ouro
Qüinquagésima quinta Esmeralda
Sexagésima Diamante
Septuagésima quinta Diamante ou, mais recentemente, platina

Leituras Suplementares

Magia de Amor, Encantamentos de Amor

Buckland, Raymond, *Buckland's Complete Guide to Witchcraft* (Llewellyn, St Paul, Minnesota, 1997)
Cabot, Laurie, *Love Magic* (Dell, Nova York, 1992)
Dunwich, Gerina, *Wicca Love Spells* (Carol, Nova Jersey, 1997)
Lyddon Morrison, Sarah, *The Modern Witch's Spellbook* (Citadel/Carol, Nova Jersey, 1994)
Lynn Page, James, *Love Spells* (Quantum, 1992)

Sonhos

Delaney, Gayle, *All About Dreams* (HarperCollins, 1998)
Lewis, James R., *The Dream Encyclopaedia* (Visible Ink, 1995)
Parker, Derek e Julia, *The Secret World of Your Dreams* (Piatkus, 1996)

Energias da Terra

Balfour, Michael, *Megalithic Mysteries* (Dragon's World, 1996)
Devereux, Paul, *A Piatkus Guide to Earth Mysteries* (Piatkus, 1999)
Heselton, Philip, *The Elements of Earth Mysteries* (Element, 1991)
Molyneaux, Brian, *The Sacred Earth* (Macmillan, 1995)
Newman, Paul, *Lost Gods of Albion, the Chalk Hill Figures* (Robert Hale, 1987)

Festivais, Costumes Folclóricos, Mitologia

Cooper, J. C., *Aquarian Dictionary of Festivals* (Aquarian, 1990)
Eason, Cassandra, *The Complete Book of Magic and Ritual* (Piatkus, 1999)
Green, Marian, *A Calendar of Festivals* (Element, 1991)
Stewart, Bob, *Where is St George? Pagan Imagery in English Folksong* (Blandford, 1988)
Walker, Barbara, *The Woman's Encyclopedia of Myths and Secrets* (Pandora, 1983)
Willis, Roy, *World Mythology* (Piatkus, 1993)

Ervas, Óleos, Flores e Árvores

Cunningham, Scott, *Complete Book of Oils, Incenses and Brews* (Llewellyn, St Paul, Minnesota, 1991)
Dunwich, Gerina, *Wicca Garden, A Modern Witch's Book of Magical and Enchanted Herbs and Plants* (Citadel/Carol, Nova York, 1996)
Gordon, Lesley, *The Mystery and Magic of Trees and Flowers* (Grange, 1995)

Sexualidade Sagrada

Cawthorne, Nigel, *Secrets of Love* (Pavilion Books, 1997)
Douglas, Nik, *Spiritual Sex* (Pocket Books, Nova York, 1997)
Mann, A. T. e Lyle, Jane, *Sacred Sexuality* (Element Books, 1996)
Ryley, Scott George, *Phallic Worship* (Senate, 1996)
Taylor, Timothy, *The Prehistory of Sex* (Fourth Estate, 1996)

Endereços Úteis

Cassandra Eason

Se quiser entrar em contato com a autora ou encontrar mais informações a respeito de magia e de outros rituais, você poderá visitá-la em www.Cassandraeason.co.uk

Astrologia

Reino Unido
Faculty of Astrological Studies, BM 7470, London WC1N 3XX. Tel: 07000 790 143. Fax: 01689 603 537
E-mail: info@astrology.org.uk   Website: www.astrology.org.uk

Âmbito Mundial
Urania Trust, 396 Caledonian Road, London N1 1DN.
Website: www.urania.org (para informações, livros e *links* com outros *sites*)

Fornecedores de Velas

Austrália
Price's Candles PTY Ltd, 18 Gibson Avenue, Padstow, New South Wales 2211

Reino Unido
Pentagram, 11 Cheapside, Wakefield, West Yorkshire WF1 2SD
Price's Patent Candle Company Limited, 10 York Road, London SW11 3RU. Tel: 020 7228 3345

EUA
LeMel Enterprises Inc., Suite C, 332 Pulliam, San Angelo, TX 76903.
  Tel: (915) 655 0050. Fax: (915) 655 182.
  E-mail: lemel@wcc.net   Website: lemelcandles.store.yahoo.com
Candles Plus by Finishing Touch, 227 South 3rd Street, Geneva, IL 60134.
  Tel: (630) 262 2570.
  E-mail: info@candlesplus.com   Website: www.candlesplus.com
Wax Wonders, 221 North Main Street, Versailles, Kentucky 40383
Bridalink, 2851 Blue Bell Dr., #130, Redding, CA 96001

Sonhos

Reino Unido
Institute for Psychophysical Research, 118 Banbury Road, Oxford OX2 6JU. Tel: 01865 58787. Fax: 01865 58064. (Para pesquisas e informações a respeito de sonhos lúcidos)
Confederation of Healing Organizations, 113 High Street, Berkhamsted, Herts HP4 2DJ. (Terapia onírica)

EUA
Association for the Study of Dreams, PO Box 1166, Orinda, CA 94563.
  Tel: (925) 258 1822. Fax: (925) 258 1821.
  E-mail: asdreams@aol.com   Website: www.asdreams.org
Lucidity Institute, Suite 2, 2555 Park Blvd., Palo Alto, CA 94306-1919.
  Tel: (650) 321 9969. Fax: (650) 321 9967.
  E-mail: info@lucidity.com   Website: www.lucidity.com (Para pesquisas e informações a respeito de sonhos lúcidos)

Energias da Terra

Reino Unido
British Society of Dowsers, Sycamore Barn, Hastingleigh, Ashford, Kent TN25 5HW. Tel/Fax: 01233 750253.
  E-mail: bsd@dowsers.demon.co.uk
  Website: www.dowsers.demon.co.uk
Findhorn, Findhorn Foundation, The Park, Forres, Scotland IV36 OTS.
  E-mail: reception@findhorn.org   Website: www.findhorn.org

(*Workshops* e cursos que ensinam a respeito de meditação, de consciência e de espíritos da natureza)

EUA
The American Society of Dowsers, PO Box 24, Danville, VT, 05828-0024. Tel: 800 711 9530. Fax: 802 684 3417. E-mail: ASD@Dowsers.org. Website: www.dowsers.org

Óleos Essenciais por Reembolso Postal

Reino Unido
Neals Yard Remedies, 15 Neal's Yard, London WC2H 9DP. Tel: 020 7379 7222
Tisserand Aromatherapy Products, Newtown Road, Hove, Sussex BN3 7BA. Tel: 01273 325666. Fax: 01273 208444.
Website: www.tisserand.com

EUA
National Association for Holistic Aromatherapy, PO Box 17622, Boulder, CO 80308. Tel: (314) 963 2071. Fax: (314) 963 4454.
E-mail: info@naha.org   Website: www.naha.org

Essências de Flores/Árvores

Austrália
The Australian Flower Remedy Society, PO Box 531, Spit Junction, New South Wales 2007
Contact Sabian, PO Box 527, Kew, Victoria 3101. Tel: 61 3 9818 1968. Fax: 61 3 9818 7433 *ou*
The Sabian Centre, 11 Selbourne Road, Kew, Victoria 31031. E-mail: sabian@netspace.net.au

Reino Unido
Bach Flower Remedies, Healing Herbs Ltd., PO Box 65, Hereford HR2 0UW. E-mail: pc58@dial.pipex.com

EUA
Alaskan Flower Essence Project, PO Box 1369, Homer, AL 99603. Tel: (800) 545 9309. Fax: (907) 235 2777.

E-mail: info@alaskanessences.com
Website: www.alaskanessences.com
Desert Alchemy, PO Box 44189, Tucson, AZ 85733. Tel: (520) 325 1545. Fax: (520) 325 8405. E-mail: info@desert-alchemy.com
Website: www.desert-alchemy.com
Pacific Essences, PO Box 8317, Victoria, V8W 3R9. Tel: (604) 384 5560. E-mail: sabina@pacificessences.com
Website: www.pacificessences.com

Fornecedores de Ervas

Reino Unido
G Baldwins & Co, 173 Walworth Road, London SE17 1RW.
Tel: 020 7703 5550. Fax: 020 7252 6264. E-mail: sales@baldwins.co.uk Website: www.baldwins.co.uk (A mais ampla variedade de ervas e de produtos à base de ervas do Reino Unido, com extenso serviço de reembolso postal)
Gerard House, 736 Christchurch Road, Bournemouth, BH7 6BZ. Tel: 01202 434116. (Bom para se obter ervas desidratadas por reembolso postal)

EUA
Joan Teresa Power Products, PO Box 442, Mars Hill, NC 28754. Tel: (704) 689 5739. (Reembolso postal, especialmente para tipos incomuns de ervas, plantas, óleos, incensos, etc.)
The Sage Garden, PO Box 144, Payette, ID 83661. Tel: (208) 454 2026. (Ervas, e também óleos, amuletos, incensos, via reembolso postal)

Música

Reino Unido
Beechwood Music, Littleton House, Littleton Road, Ashford, Middlesex TW15 1UU

EUA
Raven Recordings, Room 1815, 744 Broad Street, Newark, NJ 07102

Paganismo

Há uma grande lacuna entre esta seção e a seção relativa à Wicca, e as divisões são puramente nominais. Para informações a respeito da ligação das mãos e outras cerimônias e rituais, contatar os endereços abaixo.

Austrália
Novocastrian Pagan Information Centre, Laren, PO Box 129, Stockton, New South Wales 2295. E-mail: laren@geocities.com
Website: www.webcon.net.au/novapagan/index.html
The Pagan Alliance, PO Box 823, Bathurst, New South Wales 2795. Website: www.geocities.com/Athens/Thebes/4320/contacts.html (Um movimento que abriga organizações pagãs)

Reino Unido
The Pagan Federation, BM Box 7097, London WC1N 3XX.
E-mail: secretary@paganfed.demon.co.uk
Website: www.paganfed.demon.co.uk

Organizações da Wicca e da Deusa

Reino Unido
Fellowship of Isis, Huntington Castle, Bunclody, Enniscorthy, Eire (Uma rede mundial de cultuadores da Deusa)

EUA
Circle Sanctuary, PO Box 219, Mount Horeb, WI 53572. Tel: (608) 924 2216. E-mail: circle@mhtc.net   Website: www.circlesanctuary.org (Permite contatos com 700 grupos pagãos, *networks* pagãs, etc.)
Covenant of the Goddess, PO Box 1226, Berkeley, CA 94701.
E-mail: info@cog.org   Website: www.cog.org